JN141530

改訂版

病院の労務管理
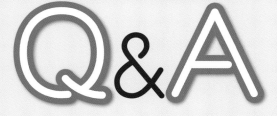

社会保険労務士
坂上 和芳 著

経営書院

はじめに

　医療機関の「人材の確保と定着」に向けた労務管理を着実に進めるために、職員が少しでもストレスなく働きやすい職場環境に変えていくために——。それをテーマに病院の労務管理のサポートのため、2018年9月に本書の初版が発刊されました。

　当時は「働き方改革」が施行される直前であり、看護部を中心にワーク・ライフ・バランスの充実に向けて取り組む病院が多くありました。医師への時間外労働の上限規制も「5年の適用猶予」とされていたため、医師の勤務負担軽減のための具体的な施策に真剣に取り組む病院はそう多くはありませんでした。

　その後、2019年4月から働き方改革関連法が順次施行されました。「さあ、これから取り組まなければ」と意気込んだ矢先、約3年にも及んだ新型コロナウイルス感染症の影響により、多くの医療機関は働き方改革どころではなくなりました。多くの医療従事者は疲弊し、看護師を中心に離職者も相次ぎました。

　ようやくコロナ禍が明けたところで、今度は「医師の2024年問題」が目前に迫っていました。「とりあえず間に合わせなければ」と、急ピッチで取り組みや"作文"を進めてB・C水準の指定を受けた病院も少なくありません。

　今回、初版発行から6年ぶりに改訂版を出版するにあたり、この6年間でさまざまな法改正がなされ、医療機関が取り組んできたことをはじめ、初版にはなかったハラスメント問題について事例を多数取り上げました。

　それぞれの医療機関の労務管理の一助になれば幸いです。

2024年12月　　　　　　医療労務コンサルタント・社会保険労務士
　　　　　　　　　　　　　　　　　　　　　　　　坂上和芳

『病院の労務管理Q&A』もくじ

はじめに

第1章 採用・労働契約の実務
1 「健康診断書」を採用選考で提出させても問題はないか ……… 2
2 メンタル不調の既往歴を採用面接で確認したい………………… 4
3 「誓約書」は、法的効力は薄くても実務上は必要 ……………… 6
4 試用期間は「延長」を見据えて長さを設定しよう……………… 8
5 試用期間中の解雇と本採用拒否の実務対応……………………… 10
6 正規採用でも「試用期間に限り3カ月契約」はありか………… 12
7 労働条件明示のルール変更と明示のタイミング………………… 14
8 無期転換ルールと定年再雇用の規定化…………………………… 17
9 医師と同じように他職種にも副業は認められるべきか………… 22

第2章 労働時間管理と夜勤、宿日直の実務
1 労働時間で把握すべき7つのチェックポイント………………… 28
2 時間外労働の定義を「明文化」して「周知」しよう…………… 34
3 病院こそ「勤務時間に区切りをつける意識」が必要…………… 38
4 時間外の「乖離」の理由を把握する事例①……………………… 40
5 時間外の「乖離」の理由を把握する事例②……………………… 44
6 院内研修の時間の曖昧な取り扱いによる弊害…………………… 46
7 医師の「研鑽」と労働時間の区別をルール化する……………… 48
8 変形労働時間制の基本と就業規則の規定の仕方………………… 54
9 労働者代表の選任方法は協定の有効性を左右する……………… 58
10 夜勤負担軽減のための取り組み方法と課題……………………… 60
11 パートの夜勤専従を採用するときのリスク対策………………… 64
12 夜勤・当直・宿日直の違いを理解していますか?……………… 68

13　宿日直許可事例①
　　　非常勤医師の"稼ぎたい"ための上限回数超え克服……………72
　14　宿日直許可事例②
　　　救急搬送件数年間8,000件の急性期病院の許可事例　…………78
　15　医師の勤務負担を軽減する勤務間インターバルとは……………84

第3章　休日・有給休暇、育児休業等の実務

　1　休日出勤の事務処理を適切に行っていますか？………………… 90
　2　土曜午後は休日という「半日公休」の是非……………………… 94
　3　混同しやすい「休日の振替」と「代休」の運用方法…………… 98
　4　有給休暇の申請期限は何日前まで認められるか………………… 102
　5　パートから常勤への変更による年休の付与日数………………… 104
　6　入職時期で異なる有給休暇の基準日を統一する………………… 106
　7　退職時の有給休暇の"全部消化"への対応策…………………… 108
　8　時間単位年休は、残日数・時間の管理方法がカギ……………… 110
　9　看護部でよくある「計画年休」の不適切運用…………………… 114
　10　復帰の見込みのない産休・育休中の職員への対応……………… 116
　11　2025改正育児・介護休業法にどう対応するか…………………… 118

第4章　メンタルヘルス対策と休職規程

　1　メンタルヘルス不調の"サイン"に気づこう…………………… 124
　2　休職制度の意義と休職規程で入れるべき内容…………………… 126
　3　私傷病休職における職場復帰・退職までのプロセス…………… 128
　4　休職期間の「延長」と「通算」の規定は必須…………………… 132
　5　「復職の判断」と就業規則の規定の仕方　……………………… 136
　6　休職期間満了で「退職」か「解雇」なのかを明確に…………… 138

第5章　退職・懲戒・解雇、トラブル場面の実務

　1　退職の申し出期限と退職手続きの実務対応……………………… 142

2 突然出勤しなくなった職員への懲戒プロセス……………… 144
3 能力不足の職員は、解雇ではなく合意退職を目指す………… 150
4 解雇予告と解雇予告手当の実務……………………………… 152
5 １年前のケガを「あれは労災だ」と突然言われたら………… 154

第6章　ハラスメント対応の実務
～パワハラ・セクハラ・マタハラ・カスハラ～

1 「パワハラ対策義務化」をあらためて理解、周知する ……… 162
2 実録・医療機関のハラスメント⑴
　◇仕事ができない被害者VS性格はきついが評判のよい行為者… 166
3 実録・医療機関のハラスメント⑵
　◇上司によるセクハラからパワハラに移行して休職に……… 168
4 実録・医療機関のハラスメント⑶
　◇部下から師長への女性同士のセクハラ＆パワハラ………… 170
5 実録・医療機関のハラスメント⑷
　◇ベテラン看護師のパワハラを注意→パワハラと逆ギレ…… 174
6 実録・医療機関のハラスメント⑸
　◇能力の劣るスタッフは怒るよりも人事評価で……………… 176
7 実録・医療機関のハラスメント⑹
　◇患者・家族からの頂き物がパワハラ問題に？……………… 178
8 2025法制化されるカスタマーハラスメントへの対応………… 180

第1章

採用・労働契約の実務

1 「健康診断書」を採用選考で提出させても問題はないか

> **Q** 医療従事者という職業柄、心身ともに健康面に問題のない人材を採用したいと考えています。ただ、採用選考にあたり、応募者に健康診断書の提出を求めるべきではないと聞きましたが、どういうことでしょうか。

> **A** 目的を明確にして、必要の範囲内で提出を求めるべき

　喉から手が出るほど看護師が欲しいとはいえ、十分な面接もしないまま採用してみたら、健康不安の問題があったというケースがあります。このようなトラブルを未然に防ぐためにも、面接時に病歴等を確認したいものです。

　採用選考時に健康診断書の提出を求めるべきか否かはよく問題になります。厚生労働省の「就職差別につながるおそれがある14事項」において、合理的・客観的に必要性が認められない健康診断書を提出させることが補足事項として挙げられています。採用選考時の健康診断等は、応募者の適性と能力を判断するうえで必要のない事項を把握する可能性があり、結果として、就職差別につながるおそれがあるからです。

　しかし、本来、採用は労使の自由に委ねられているものです。労働基準法3条で禁止している労働条件の差別的取り扱いにも「採用」は含まれていません。医療従事者として心身ともに健康な職員を雇用したいという病院側の採用の自由は尊重されるべきです。このような場合、**医療機関としての目的を明確にしたうえで、必要の範囲内で健康診断書の提出を求めるべきでしょう。**

就職差別につながるおそれがある14事項

（平成11年労働省告示第141号）

　以下の①から⑪の事項を応募用紙（エントリーシートを含む）に記載させたり面接時で尋ねたりすることや、⑫から⑭を実施することは就職差別につながるおそれがあります（ただし、罰則や法的拘束力はない）。

① 「本籍・出生地」に関すること：「戸籍謄（抄）本」や本籍が記載された「住民票（写し）」を提出させること
② 「家族」に関すること（職業・続柄・健康・地位・学歴・収入・資産など）
③ 「住宅状況」に関すること（間取り・部屋数・住宅の種類・近隣施設など）
④ 「生活環境・家庭環境など」に関すること
⑤ 「宗教」に関すること
⑥ 「支持政党」に関すること
⑦ 「人生観・生活信条」に関すること
⑧ 「尊敬する人物」に関すること
⑨ 「思想」に関すること
⑩ 「労働組合（加入状況や活動歴など）」、「学生運動などの社会運動」に関すること
⑪ 「購読新聞・雑誌・愛読書など」に関すること
⑫ 「身元調査など」の実施：「現住所の略図等」を提出させること
⑬ 「全国高等学校統一応募用紙・JIS 規格の履歴書（様式例）に基づかない事項を含んだ応募書類（社用紙）」の使用
⑭ 「合理的・客観的に必要性が認められない採用選考時の健康診断」の実施：合理的・客観的に必要性が認められない「健康診断書」を提出させること

2 メンタル不調の既往歴を採用面接で確認したい

Q 中途採用で先月採用したばかりの看護職が、メンタルヘルス不調で欠勤しています。入職して間もないので当院での業務が原因とは考えにくいのですが、面接の際に精神疾患の既往歴などを確認することは可能でしょうか。

A 情報を収集する目的や業務上の必要性を本人に伝えて同意を得る

　職員を採用するにあたり、採用面接で聞いていいこと、聞いてはいけないことがあります。職業安定法5条の4は「求職者等の個人情報を収集し、保管し、又は使用するに当たっては、その業務の目的の達成に必要な範囲内で求職者等の個人情報を収集し、並びに当該収集の目的の範囲内でこれを保管し、及び使用しなければならない。ただし、本人の同意がある場合その他正当な事由がある場合は、この限りではない」と定めています。

　病歴などプライバシーに関することは、個人情報保護法の観点からもより高いレベルの保護が求められています。採用時における病気や病歴の調査・確認については慎重になる必要があります。病歴などの個人情報は、採用選考を目的としたものであっても業務上の調査の必要性が存在し、面接時にその目的や必要性を本人にきちんと伝えて同意を得なければなりません。

　また、申告を求める内容も、病名や治癒の時期、看護職としての職務遂行への影響など、あくまで医療従事者として合理的な採否の判断に必要な範囲にとどめるべきでしょう。

なお、精神疾患など病歴を申告しなかったことを理由に懲戒解雇することの可否について、裁判では無効とされる傾向にあります（福島市職員事件　昭55.12.8　仙台高裁判決　労働判例365号速報カード33頁など）。中途採用した看護師が隠していたメンタルヘルス不調が看護業務に大きな影響を及ぼし、しばらく欠勤が続くような場合、就業規則上、対象になるのであれば休職規程の適用を検討し、それが無理でも本人と話し合い、**退職勧奨による合意退職にもっていくべきでしょう。**

「採用」に関する規定例

> **（採　用）**
> **第○条**
> 　病院は、入職を希望する者の中から採用選考に合格し、所定の手続きを経た者を職員として採用する。
>
> **（採用選考と提出書類）**
> **第○条**
> 　1　職員に採用されることを希望する者は、次の各号に掲げる書類を提出し、選考を受けるものとする。
> 　　①履歴書（提出日前3カ月以内に撮影した写真を添付）
> 　　②職務経歴書
> 　　③健康診断書（提出日前3カ月以内に作成したものに限る）
> 　　④最終学歴の成績証明書（新卒の場合のみ）
> 　　⑤最終学歴の卒業証明書又は卒業見込証明書（新卒の場合のみ）
> 　　⑥各種資格証明書
> 　　⑦その他病院が必要とするもの
> 　2　前項の各号の書類のうち、病院が必要としないものについては、その一部を省略することがある。

3 「誓約書」は、法的効力は薄くても実務上は必要

> **Q** 常勤・非常勤を問わず、職員を採用する際は誓約書の提出を求めていますが、そもそも誓約書にどれほどの法的効力があるのでしょうか。また、身元保証書についても効力はあまり期待できないと聞きましたが、いかがでしょうか。

> **A** 法的効力を期待するよりも、医療職としての自覚を促すために必要

　誓約書の内容が法的効力を持つのは、記載されている内容が適法で、かつ、労使で合意している場合です。労働者にとって不利益な内容を強制させる誓約書に法的効力はありません。過失による損害賠償額を記載して誓約させるといったことも禁止されています（労働基準法16条）。

　一般的に誓約書の記載内容として効力が認められるのは、「服務規律の遵守」「秘密保持」「人事異動」「個人情報の提出」などです。誓約書は職員が雇用契約上の義務として厳守しなければならない事項等を再確認させるためのものであり、絶対的な法的効力を持つものではありません。**医療職としての本人の自覚を促すための抑止的な効果を求めるために提出させるもの**、と認識しておくべきでしょう。

　身元保証契約は連帯保証人と異なり法的制約が厳しいため、親・兄弟などの親族以外の身元保証人は認めないことが多く、有効期間も最長5年間です。親族に身元保証人を依頼することで迷惑をかけないように本人が自覚し、真面目に働くことを期待する意味合いで求めるものと認識しておくべきでしょう。

身元保証人に全額賠償してもらうことは可能か？

　看護師免許取得のための奨学金制度を設けている医療機関では、一定期間働くことで返済を免除する給付型と貸与型の２つありますが、職員が途中退職した場合に、残った就労期間分の奨学金もしくは期間に関わらず全額返済を求める病院もあります。このとき、本人に返済能力がない場合、身元保証人（親である場合が多い）に全額返済してもらうことは可能でしょうか。

　まず、身元保証契約の有効期間についてですが、例えば、「法人に在籍している期間」としたり、「期間は１年とする。以降は自動更新とする。」というように自動更新とする定めは無効となります。期間を定めない場合は３年まで。定めても最大５年までです。面倒でも身元保証の効力を継続させるためにも更新の手続きは行う必要があります。

　また、民法改正により、2020年４月以降に締結する身元保証書からは損害額の限度額（「極度額」という）の記載が必要になりました。限度額については、身元保証契約を締結する時点で300万円など具体的な金額を記載する必要があります。そこで、職員の問題で損害が発生した場合に、身元保証人に対して全額賠償してもらうことは可能なのかと疑問に思うかもしれませんが、過去の裁判を見ても、企業が被った損害額の全額請求を認めた例はほとんどありません。

　なお、次のような事由が生じた場合、医療機関は、身元保証人へその旨を速やかに通知する義務があります（身元保証法３条）。

・職員に業務上の不適切・不誠実な行為があり、身元保証人に責任が及びそうなとき
・職員の職務や働く場所に変更などがあり、身元保証人の責任が重くなりそうなとき

　そして通知を受けた身元保証人は、その後の身元保証契約の解除を求めることができます（同法４条）。たとえ通知がない場合でも、上記の事情を知ったときは契約解除を求めることができます。

4 試用期間は「延長」を見据えて長さを設定しよう

> **Q** 当院では、新規採用者に3カ月間の試用期間を設けていますが、人によっては短いと感じることもあります。一般的に試用期間の長さはどれくらいが妥当でしょうか。

> **A** 試用期間の長さは「6カ月以内」が9割超

　試用期間について適正に運用できている病院はそう多くないように感じます。安易に本採用を拒否したことで紛争になるケースもあります。

　試用期間について労働基準法に定めはなく、判例上、「試用期間中も本採用と同様の雇用契約関係にはあるが、本採用するか否かを決定するための期間」（三菱樹脂事件　昭和48.12.12　最高裁判決　労判189号16頁）と解されており、一般的に「解約権留保付労働契約」と言われています。試用期間中は通常の解雇よりも広い範囲で解雇の自由が認められていますが、その理由に合理性がなければ権利の濫用として認められないということです（労働契約法16条）。

　試用期間を設ける場合は、就業規則で試用期間の長さ、試用期間中の賃金（本採用後の賃金とは別に設定する場合）、本採用拒否の理由（これが重要）などを定めておくことが必要です。

試用期間の「延長規定」は必須

　試用期間の長さについて労働基準法に定めはありませんが、1カ月から3カ月が多く、長くても6カ月程度が標準的です。試用期間は労働者を不安定な地位に置くことから、特に合理的な理由もなく著しく長い

期間を定めることは公序良俗（民法90条）に反し認められていません。

　ただ、業務遂行能力の劣る職員については３カ月の試用期間では足りない、もう少し様子を見たいという場合があります。その場合、試用期間を延長する規定が必須です。この場合、**最初から６カ月と定めておくよりも３カ月と設定し、最長６カ月まで延長できる規定にしたほうが個々の能力など事案に応じて柔軟に対応できる**メリットがあります。

　また、試用期間を延長するとしても合理的な理由が必要になります。研修態度に問題があり、業務遂行能力に欠けているような場合、この職員に対して、なぜ試用期間を延長することになったのか理由を明示し、改善を促すなど警告を発するプロセスが後のトラブル防止のためにも求められます。

「試用期間」に関する規定例

（試用期間）
第○条
　１　職員として新たに採用した者については、採用した日から３カ月間を試用期間とする。ただし、特別な技能または経験を有するなど、病院が必要ないと認めた者には期間の短縮もしくは試用期間を設けないことがある。
　２　病院は、試用期間中に職員の出勤状況、健康状態、適性、業務遂行能力、人物等を勘案して、本採用の可否を判断する。本採用可否の決定は、試用期間満了日までに行う。
　３　<u>試用期間満了までに試用期間中の職員の適性等を考慮したうえで、３カ月間（通算６カ月間）を限度に試用期間を延長することができる。</u>
　４　試用期間は勤続年数に通算する。

5 試用期間中の解雇と本採用拒否の実務対応

Q 当院では、中途採用者にも試用期間を設けています。著名な大学病院での勤務経験がある看護職を採用して失敗した経験があるからですが、能力に問題のある職員の本採用を拒否する際に注意すべきことは何でしょうか。

A 本採用拒否の理由を丁寧に説明し、解雇ではなく退職勧奨する

　経験のある看護職を中途採用したはいいが、予想外に能力が低くて困ったという話を看護現場ではよく聞きます。著名な大学病院で働いていたからといって、実際に働いてみないとわかりません。中途採用者に関しては、新規学卒者に比べれば期待値が高いため、その能力や勤務態度等の評価をめぐるトラブルは多いものです。経験豊富な中途採用者であっても、場合によっては試用期間を設定することが組織のリスク管理として大切です。ただし、トラブル防止のためにも就業規則の規定に基づいて試用期間を設けること、**本採用を拒否する場合があることなどを雇用契約締結の際にきちんと説明しておくべきでしょう。**

試用期間満了で本採用拒否は「解雇」に相当する
　試用期間途中の解雇について、採用後14日（暦日数）を超えて就労した職員には解雇予告が必要です（労働基準法21条）。この場合、少なくとも30日前に解雇を予告するか、即日解雇の場合は30日分以上の平均賃金を解雇予告手当として支払う必要があります。
　また、試用期間中であっても労働契約の効力は発生しているため、試

用期間満了後に本採用を拒否する場合も解雇に当たります。この場合、試用期間満了日に本採用の拒否を通告して即日解雇するような場合は、解雇予告手当を支払う必要があります。

本採用拒否が認められる具体的な基準については、裁判例などから、「勤務態度の不良」「勤務成績の不良」「業務遂行能力の不足」「協調性に欠ける」「経歴詐称」などが具体的な事由として挙げられます。

試用期間中の「本採用拒否」に関する規定例

（本採用拒否）
第○条
　次の各号のいずれかに該当し、職員として不適当であると病院が認めるときは、本採用は行わない。ただし、採用の日から14日を経過した者の本採用拒否については、本規則第○条（解雇予告）に定める手続きにより行う。
　①遅刻、早退、欠勤が多いなど、出勤状況が悪いとき
　②上司の指示に従わない、同僚との協調性がないなど職場風土を乱し、勤務態度が悪いとき
　③業務怠慢、意欲不十分など、職員として業務を遂行することができないと認められるとき
　④必要な業務を習得する能力がなく、指導を重ねても改善が見込まれないとき
　⑤病院への提出書類等において重要な経歴を偽ったとき
　⑥心身の健康状態が悪く、業務に耐えられないと病院が判断したとき
　⑦その他前各号に準じる、または第○条に規定する解雇事由に該当するとき

6 正規採用でも「試用期間に限り３カ月契約」はありか

Q ４月に採用した看護師は体調不良などを理由に１カ月の３分の２を欠勤。９月に採用した看護師も体調不良を理由に入職１週間で４日欠勤。試用期間中の看護師の問題はこれまでも何度もあり、看護部だけ試用期間の３カ月を有期雇用とし、不適格者は期間満了で退職とする取り扱いは可能でしょうか。

A 目的が職員の適性をみるものである限り「本採用拒否」にあたる

正規職員として採用した労働者について、試用期間を有期労働契約とすることの是非について、有名な裁判例があります。期限付きの雇用契約の期間が「試用期間」にあたるか「有期労働契約」にあたるかが争われた事案で、最高裁は次のように判示しています。

「採用にあたり、雇用契約に期間を設けた場合において、その趣旨・目的が労働者の適性を評価・判断するためのものであるときは、期間満了により雇用契約が当然に終了する旨の明確な合意が当事者間に成立しているなどの特段の事情がない限り、試用期間であると解するのが相当である」（神戸弘稜学園事件　平成2.6.5　最高裁判決　労判564号７頁）。

つまり、**いくら形式的には雇用期間が定められていたとしても、その目的が労働者の適性をみるためのものである場合は、あくまでも試用期間として扱うべきだ**と言っています。その場合、期間満了で雇用契約を終了させることは「本採用拒否」にあたると評価され、解雇についての合理性が問われます（労働契約法16条）。

このように、試用期間の代わりに一定期間、有期雇用で働いてもらう

ケースは実際にあります。一概に違法とはされていませんが、争いになれば「正規職員の試用期間」であると判断される可能性は高く、不適格者について、本採用拒否ではなく、期間満了により契約の更新をしないという取り扱いにも無理があります。求人効果や職員の定着という面でも疑問が残ります。

契約期間満了により労働契約が終了する旨の合意が必要

　有期雇用として契約する以上、契約期間満了の段階で労働契約が終了する点について合意しておく必要があります。合意については単に契約書面の一文として記載しておくのではなく、採用時からしっかりと説明の上で合意することが必要でしょう。もし、有期雇用契約と判断された場合でも、契約終了が曖昧で更新の可能性があるように認識させてしまうと、労働者の更新への期待の合理性が認定され、雇い止めが無効となる可能性があります。

　ある医療法人グループの病院では、事務職など管理部門を採用する際、3カ月契約とし、更新の欄は「契約の更新はしない」にチェックを入れて雇用契約書を交わします。不適格者は契約期間満了として病院書式の退職届を提出させますが、根拠として評価シートを作成・交付しています。適格者は契約を更新するか、常勤契約しますが、契約終了について合意する以上、期間満了後は病院が希望したとしても職員に継続して勤務してもらえないリスクもあります。

優秀な人材が集まりにくい

　試用期間中を有期契約として雇用する場合は求人募集の際に明示する必要がありますが、求職者から「有期雇用期間が終了した後に、解雇される可能性がある」と判断され、そもそも応募先として選ばれなくなる可能性が高まります。優秀な人材ほどハイリスクな職場は選びませんから、能力のある人を採用しにくくなるというデメリットを承知しておく必要があります。

7 労働条件明示のルール変更と明示のタイミング

Q 2024年4月1日に労働条件の明示ルールが変わり、労働条件通知書の記載事項が追加されましたが、無期転換ルールと定年に関する明示事項の変更についてはどのように記載すべきでしょうか。

A 労働条件明示ルールの改正に留意

　2024年4月1日、「労働基準法施行規則」と「有期労働契約の締結、更新及び雇止めに関する基準」が改正され、労働契約締結時の労働条件の明示事項等が追加されました。条件を明示するタイミングと共にあらためて留意すべきポイントを整理しておきます。

就業場所・業務の変更の範囲の明示
　雇用形態を問わず全ての労働者との労働契約の「締結」と有期労働契約の「更新」のタイミングごとに、「雇い入れ直後」の就業場所・業務の内容に加え、これらの「変更の範囲」についても明示が必要です。
　「就業場所と業務」は、労働者が通常就業することが想定されている就業の場所と、労働者が通常従事することが想定されている業務のことを指します。配置転換や在籍型出向が命じられた際の配置転換先や在籍型出向先の場所や業務は含まれますが、臨時的な他部門への応援業務や出張、研修等、就業の場所や従事すべき業務が一時的に変更される際の一時的な変更先の場所や業務は含まれません。
　「変更の範囲」は、今後の見込みも含め、労働契約の期間中における

就業場所や従事する業務の変更の範囲のことですが、グループを形成している医療法人は特に異動や配置転換に関する労使トラブルが多く、この点はしっかりと明示しておく必要があります。

有期雇用の「更新上限」がある場合は締結時に明示

　有期労働契約で働く労働者に対して、有期労働契約の締結時及び契約更新のタイミングごとに、更新上限（有期労働契約の通算契約期間または更新回数の上限）の有無とその内容を明示する必要があります。具体的には、「通算契約期間は４年とする」、「契約の更新回数は３回を上限とする」といった記載方法です。また、更新上限を新設・短縮する場合は、その理由をあらかじめ（新設・短縮をする前のタイミングで）説明しなければなりません。

　更新の上限設定については、新卒採用に適用している大学病院もあります。例えば、PT（理学療法士）・OT（作業療法士）を有期雇用契約で採用し、「通算契約期間は３年を上限とする。ただし、３年後に正規職員登用あり」といった契約方法があります。これは、正規職員登用を前提としつつ、不適格者や問題職員などを期間満了で契約解除できるようにする意図もあります。

「無期転換申込権」が発生する契約更新のタイミングごとに

　無期転換ルールは、有期労働契約が繰り返し更新されて通算５年を超えた場合、労働者の申し込みにより、無期労働契約に転換できるルールです。（労働契約法の改正により平成25年４月１日施行）。対象になるのは有期労働契約が同一の会社で通算５年を超えているすべての労働者で、パートタイマー、契約社員、嘱託職員など名称は問いません。

　法改正により、「無期転換申込権」が発生する有期労働契約の契約更新のタイミングごとに、
(1)無期転換を申し込むことができること（無期転換申込機会）の明示
(2)無期転換後の労働条件の明示

この２つが義務付けられました。したがって、最初の無期転換権が発生する５回目の更新の際に労働者が権利を行使しなかった場合であっても無期転換権は消滅しないため、その後も更新のタイミングごとに権利を行使するかの確認を行う必要があります。
　雇用契約書の記載例として、無期転換申込機会の明示については以下のような文言が考えられます。

　「本契約期間中に無期労働契約締結の申込みをしたときは、本契約期間満了の翌日から無期雇用に転換することができる。」

　また、無期転換後の労働条件の明示については以下の記載例が考えられます。

「無期転換後の労働条件は本契約と同じ」または
「無期転換後は、労働時間を○○、賃金を○○に変更する。」

8 無期転換ルールと定年再雇用の規定化

Q 定年後再雇用される職員については、特例認定を受けています。ただ、精神科病院の当院では、看護職について60歳を超えて採用することも多く、定年規程をどのように対応するのがよいか。

A 「第二定年」をどう制度設計するかがポイント

　定年を60歳としている場合、高年齢者雇用安定法に基づく65歳までの継続雇用が義務付けられているため、一般的には嘱託職員等で1年契約を更新しながら65歳まで雇用します。しかし、例えばこの職員に65歳以降も働いてもらうことになった場合、有期労働契約が通算5年を超えることになるため、職員から無期転換権を行使されれば終身雇用となってしまいます。

　このように、定年後再雇用された職員については、無期転換ルールの特例（有期雇用特別措置法）に係る都道府県労働局長の「第二種計画認定・変更申請」の認定を受けておけば、継続雇用の高齢者は無期転換ルールから除外できます。認定は事業場単位ではなく法人単位のため、病院に対象者がいる場合、法人本部で認定を受けているかを確認しておく必要があります。

　なお、特例の対象になるのは高年齢者雇用安定法に基づく定年を迎えた正規職員だけではありません。有期雇用者が無期転換して定年を迎え、再雇用されれば特例の対象になり得ます。逆に言うと、**有期雇月者は無期転換しない限り特例の対象にはなりません**。

継続雇用の高齢者の特例の仕組み
（60歳定年後、嘱託職員として継続雇用するケース）

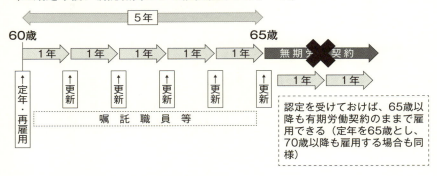

60歳を超えて無期転換する職員に「第二定年」を設定する

　無期転換権は有期労働契約を更新する都度発生するため、今回の契約更新で権利を行使しなくても、次回の更新で権利を行使することができます。権利行使のタイミングは職員の自由です。正規職員の定年が60歳の場合、有期契約職員が60歳を超えて無期転換権を行使した場合に、定年のない無期雇用契約が成立することになります。そこで、「60歳を超えて無期転換した職員の定年は65歳とする」という、事実上の第二定年を設定することも有効です。

　このことは、60歳を超えて新たに採用された職員にも当てはまります。なぜなら、自院で定年を迎えていない労働者は「特例」の対象外であるため、無期転換権が発生するからです。

「第二定年」を段階的に設定することも可能

　有期雇用者が正規職員の定年年齢の60歳を超えて無期転換した場合、60歳未満で無期転換した職員と公平に65歳を「第二定年」とするケースが多いように思います。しかし、高年齢者雇用安定法の定年の趣旨から言えば、60歳を超えるものであれば、無期転換権を行使した年齢に応じて段階的に定年を定めることも可能です。

　例えば、60歳以上65歳未満で無期転換した職員の第二定年を65歳、65

歳以上70歳未満で無期転換した職員は同70歳とするようなケースは実際にあります。この場合、64歳で無期転換した職員の無期契約期間は実質1年しかありませんが、就業規則に規定しておけば特に問題はありません。高齢者の雇用に積極的なある民間病院では、60歳を超えて採用した職員の無期契約期間の上限について、「65歳〜69歳で無期転換した職員の上限を75歳」とするなど、最低でも5年の無期契約期間を設定しているケースもあります。

医療機関でも「65歳定年」が増加中

　厚生労働省の令和4年就労条件総合調査によると、定年年齢を「65歳以上」としている企業割合は24.5％と、10年前の3倍に増加しています。業種別に見ても「医療・福祉」は30.2％と高く、機械化やICT化が難しく、労働集約型産業の業種であるほど定年を延長する傾向にあります。

　第二定年を含めた職員の定年年齢を設定する際は、60歳以上の有期契約職員が何人いるか、最高齢は何歳かなどを考慮し、長く働きたい意欲を持つシニア世代の人材活用の視点が必要です。また、専門職集団である医療機関は、職種別に定年年齢を設定することを検討してもよいでしょう。

一般的な「定年退職」の規定例

> （定年退職）
> 第○条
> 　1　職員の定年は満60歳とし、満60歳に達した直後の賃金締切日をもって退職とする。
> 　2　前項の規定にかかわらず、定年後も引き続き雇用されることを希望し、解雇事由又は退職事由に該当しない職員については、満65歳まで嘱託職員として再雇用する。

高齢者の活用を検討するうえで、4月1日に施行された労働条件明示ルールの改正（労働基準法施行規則改正）と有期雇用者の無期転換ルールの関係について留意する必要があります。今回の改正では、労働契約の締結・更新のタイミングごとに以下の労働条件を明示することが義務付けられました。
①就業場所・業務の変更の範囲
　有期雇用・無期雇用を問わず全ての労働者が対象。
②更新回数の上限の有無と内容
　有期労働契約の締結と更新のタイミングごとに明示する。
③無期転換申し込み機会の明示及び無期転換後の労働条件の明示
　通算契約期間が5年を超える（無期転換申込権が発生する）更新のタイミングごとに、無期転換を申し込むことができること、無期転換後の労働条件を明示する。
　留意すべきは②と③で、無期転換の申込権は定年後再雇用者にも発生します。例えば、60歳定年後、65歳まで1年契約の嘱託職員として継続雇用し、65歳以降も雇用した場合に無期転換の申込権が発生します。ただし、前述したように都道府県労働局で「第二種計画認定・変更申請」を受けることで定年後再雇用者は無期転換ルールから除外することができます。
　定年制についても、「定年制の有無と年齢」、「継続雇用制度の有無と年齢上限」を明示する必要がありますが（**図表1**）、無期転換された高年齢者は文字どおり終身雇用となるため、第2定年を設けるなどの特別な対応も必要になります。また、他の病院を60歳で定年退職した者を看護補助者等で雇用したとしても、自施設で定年を迎えていないため、無期転換の申込権が発生します。この場合は、「更新上限は4回まで」といった対応も必要になるでしょう。

図表1　改正法による労働条件通知書の「定年」に関する記載パターン

◆定年60歳、65歳まで継続雇用する明示パターン

退職に関する事項	1）定年制　：㊲（60歳）・　無 2）継続雇用制度：㊲（65歳まで）・　無 3）自己都合退職の申出：退職しようとする30日以上前に文書により届け出ること 4）解雇事由等：就業規則第〇条・第〇条による

◆定年65歳、65歳以降は労使協議のうえ個別に定める明示パターン

退職に関する事項	1）定年制　：㊲（65歳）・　無 2）継続雇用制度：㊲ 　（65歳以降の継続雇用については労使協議のうえ個別に定める） 3）自己都合退職の申出：退職しようとする30日以上前に文書により届け出 4）解雇事由等：就業規則第〇条・第〇条による

9 医師と同じように他職種にも副業は認められるべきか

Q ①常勤の看護師から「医師は認められてなぜ他の職種は禁止なのか？」と副業容認の要望がありました。最近は副業容認の風潮にありますが、医療機関でも認めるべきでしょうか。
②先日、病棟勤務の看護師が非番の日に他施設で夜勤のアルバイトをしていることが発覚しました。就業規則の兼業禁止規定の説明をしたところ、その看護師は「勤務時間外をどう利用しようと自由なのでは」と主張。就業規則を盾に副業をやめさせたり、懲戒処分を科しても問題ないでしょうか。

A 医師の副業と同列には語れない　認めても許可制に

　医療機関に勤務する職員の副業・兼業に関する規制については、国公立病院等に勤務する職員は国家公務員法および地方公務員法で副業が原則禁止されていますが、民間病院に勤務する職員については、もっぱら勤務先病院の就業規則の定めによります。

　医療・福祉業界はもともと副業している人の数が多いうえ、同じ業種内で副業する人の割合が他業種に比べて高いのが特徴です。パートの介護職が複数の介護施設を掛けもちで働いたり、臨床心理士が放課後等デイサービスと精神科クリニックの仕事を掛けもちしていたり、雇用形態や職種により副業が許容されているケースがあります。

　ただし、医師の副業と他職種の副業を同列に語ることには違和感があります。宿日直体制の維持など、医師の副業は地域医療体制の確保に直結している側面があるため、医師と同じようには副業を容認できないこ

— 22 —

とを職員に理解してもらう必要があります。結果的に、自施設に対する十分な労務の提供と医療安全の観点からも、医療機関では医師を除いて副業は原則禁止とし、認めるとしても、雇用形態や職種、副業の内容により「許可制」とすべきだと筆者は考えます。

理由もなく禁止ではなく　副業禁止の根拠規定を定めておく

　質問②の看護師さんが主張するように、労働者が勤務時間以外の時間をどのように利用するかは自由であり、職業選択の自由（憲法22条1項）の観点からも、副業は労働者の自由に委ねられています。他方、副業は無条件に認められるものではありません。逆に言うと、理由もなく副業を禁止することはできません。裁判例から、副業禁止が認められるケースとして次の4つがあげられています。

①労務提供上の支障がある場合
②業務上の秘密情報が漏洩する場合
③競業により自社の利益が害される場合
④自社の名誉や信用を損なう行為や信頼関係を破壊する行為がある場合

　②③は主に一定以上の役職者について問題になりやすく、看護・介護職の副業はもっぱら①のWワークによる健康リスク（＝医療安全リスク）の観点から、企業の安全配慮義務が問われるために禁止条項とするもので、その根拠規定をしっかりと定めておく必要があります。
　また、労働基準法の「労働時間の通算」（法第38条1項）にも注意する必要があり、労働者と「時間的に後で契約した」施設に時間外労働による割増賃金の支払い義務が発生する恐れもあります。
　副業先の勤務状況の確認は自己申告が基本とされているため、副業先の労働時間を含めて管理しようとすると、届出制にするなど、自施設で独自に把握する仕組みをつくる必要があります。
　さらに、簡易な規定で副業を原則禁止とする場合も、「法人の承認を

得ないで」という文言について、「院長が勝手に承認した」ということもあり得ます。そこで、承認制は医師に限定することを前提に、「医師を除く職員は、在籍のまま他の施設等の業務に従事してはならない。他の施設等の業務に従事した場合には、懲戒処分を科すことがある。」と規定しておくとよいでしょう（**図表２、３**）。

図表２　副業・兼業に関する就業規則の規定例

■原則禁止とする簡易な規定例

> （兼業禁止）
> 第〇条　職員は、法人の承認を得ないで、在籍のまま他の施設等の業務に従事してはならない。法人の承認を得ることなく他の施設等の業務に従事した場合には、懲戒処分を科すことがある。

■届出制とする丁寧な規定例

> （兼業の届出）
> 第〇条　医師を除く職員は、在籍のまま他の施設等の業務に従事してはならない。他の施設等の業務に従事した場合は、懲戒処分を科すことがある。
> 　２　医師について、他の医療機関等の業務に従事する場合は、所定の様式で当院に届け出なければならない。
> 　３　前項の業務に従事することにより、次の各号のいずれかに該当する場合には、当院はこれを禁止または制限することができる。
> （1）労務提供上の支障がある場合
> ・副業及び兼業が原因で当院の職務が十分に行えない場合
> ・長時間労働など職員の健康に影響が生じるおそれがある場合
> （2）企業秘密及び患者情報が漏洩する場合
> （3）当院の名誉や信用を損なう行為等がある場合
> （4）競業により、当院の利益を害する場合
> （5）当院より先に労働契約書交わしている場合

※（5）は、労働時間の通算の対象となる場合に、副業先との契約が先だと当院に割増賃金の支払い義務が生じる可能性があるために禁止条項とするもの

第1章　採用・労働契約の実務

図表3　「許可制」で副業・兼業先の状況を把握する

兼業許可申請書

医療法人社団○○会
理事長　○○○○　殿

　　　　　年　　　月　　　日　申請

所属　_____
職名　_____
氏名　_____㊞

就業規則第○条の規定に基づき、次のとおり兼業の許可を申請します。

兼業先区分	□ 医療機関　　□ 介護施設　　□ その他（業種：　　　　　　　　）		
兼業先名称			
所在地	（〒　　－　　　）		
従事する業務内容			
雇用契約締結日	令和　　　年　　　月　　　日		
契約期間	令和　年　月　日　から　令和　年　月　日　まで		
所定労働時間等	所定労働日	月・火・水・木・金・土・日　※○で囲む	
	所定労働時間	1日　　時間　　週　　時間	
	始業・終業時刻 ※曜日により異なる場合はカッコ内に記入	時　分　から　　時　分 （　　　　　　　　　　　　　）	
所定外労働の見込み	なし　／　1日　　時間、週　　時間程度		

※兼業先からの依頼文書等（講演依頼・原稿依頼等）があれば提出してください。
※上記事項に変更があった場合、速やかに届け出てください。

※届出様式では、副業先の事業内容及び業務内容、雇用契約の締結日と契約期間、所定労働日と労働時間、始業・終業時刻等を確認し、労働時間の通算の対象となるかどうかを判断できるようにする。

第 2 章

労働時間管理と夜勤、宿日直の実務

1 労働時間で把握すべき7つのチェックポイント

> **Q** 当院ではこれまで「働き方改革」を進めてきましたが、ドクターの労働時間管理や看護部の始業前準備、ICカード記録と実残業の乖離の問題など、労働時間管理の課題はまだ多いのが実情です。管理職も含めて、どのように労働時間を管理していくべきか。

> **A** 在院時間・残業時間・乖離時間の3つの時間を把握、改善へ

　2019年4月1日から施行された働き方改革関連法により、管理監督者を含めた全ての労働者の「労働時間の状況を把握すること」が義務づけられています（改正労働安全衛生法）。ICカードを導入している医療機関が時間外申請の手続きをより厳格化したり、あるいは時間外申請による勤務実績とタイムカードとの乖離を精査したりと、労働時間管理の方法を見直した医療機関が増えました。

　タイムカードやICカードを導入し、時間外勤務申請書等を活用して残業管理をする場合であっても、所定の勤務時間や時間外申請された時間と、タイムカード等の客観的記録（院内滞在時間）に大きな乖離が生じている場合があります。この乖離が業務（サービス残業）なのか、自己研鑽なのか、あるいは雑談をしながらダラダラと居残っているだけなのかを把握する必要もあります。自己研鑽や委員会活動など、労働時間かどうかが他業種以上に問題になりやすいのが医療機関の特性です。業務なのか、業務でないのかを確認できる仕組みをつくらなければサービス残業は解消できません。以下、7つのチェックポイント（**図表4**）について解説します。

第 2 章　労働時間管理と夜勤、宿日直の実務

図表 4　労働時間管理の 7 つのチェックポイント

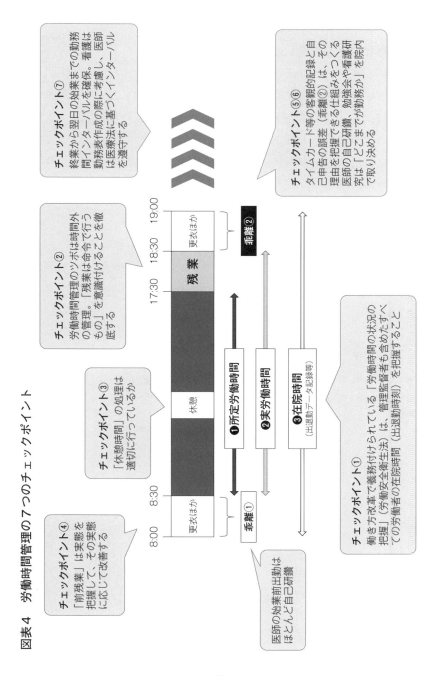

チェックポイント①
「労働時間の状況把握」は労働時間管理の大前提

　具体的な把握の方法として、「タイムカードやパソコンのログ、事業者の現認等の客観的な記録により、労働者の労働日ごとの出退勤時刻や入退室時刻の記録等を把握しなければならない」（行政通達）とされています。タイムカード等を必ず導入しなければいけないわけではなく、出勤簿や自己申告制でもよいが、その場合は実労働時間と自己申告との乖離を厳格に確認しなければなりません。医師の勤怠管理を自己申告としていた病院でさえも、医師の働き方改革の推進により勤怠管理システムを導入した病院も増えました。

　また、通達では「実労働時間で管理しなさい」と言っているわけではなく、健康管理の観点から、最低限「在院時間」を把握しなさいということなので、労働時間の厳格な管理が馴染まない管理監督者性（労働基準法41条2号）を否定するものではありません。

チェックポイント②
残業は「命令で行うもの」が意識づけられているか

　「労働時間管理は残業管理」とも言えます、残業時間を管理するためには、残業許可制・承認制をきちんと運用することです。具体的には次の3つの点に留意してください。

1．残業理由を明確にさせる
　「何のためにするか」を確認する。許可はしても、「なぜその業務が残ってしまったのか」を確認する。例えば、なぜ看護記録が残ってしまったのかを記入させ、改善につなげます。

2．残業の緊急性・必要性を判断する
　「今日やらなければならない業務か」「あなたがやらなければならない業務か」を確認する。補助者や次の勤務交代者で対応できることは任せます。

3．時間の目安を指示する

「その業務は1時間で終えるように」と時間の目安を示す。「新人は○分、3年目は○分」と経験値により目安を設定するケースもあります。

なお、夜勤時など事後承認の場合であっても、残業内容を精査して問題があれば指導が必要です。

チェックポイント③
「休憩時間」の処理は適切に行っているか

業務の都合で休憩が取れなかったときの不適切処理が散見されます。休憩が取れなかった場合、「他の時間に休憩を与える余地がないか」を検討します。60分の休憩は無理でも、他の時間帯に30分ずつ分割して与えても構いません。他の時間でも休憩が取れなかったときに、取れなかった時間を労働時間として扱い、その時間を加えることで法定労働時間を超えた場合は割増賃金を支給します。このケースは、タイムカード等では把握できにくいため、時間外勤務申請書などに記入して申請するのが一般的です。

チェックポイント④
「前残業」は実態把握とルールづくりで改善

看護部の「前残業」については、要は「程度」の問題です。「自主的に」早く出勤しているスタッフが多いなかで、始業時刻より30分以上前に出勤しているスタッフがどれくらいいるのか、早く出勤して何をしているのか、なぜ早く出勤しているのか、という「実態を把握」して、それに応じた対応を取ることです。「30分以上前の出勤禁止」として「前残業」を抑制した病院もあります。前提として、始業前の時間は、上司の指示があった場合を除き「労働時間として取り扱わない」ことを周知徹底しておく必要があります。

難しいのは医師の始業前出勤の扱いです。自己研鑽の場合が多いのですが、ベテラン医師のなかには2時間も前に出勤して自主的に「診察」

をしているケースがあり、事務部門から「やめてくださいとは言えない」という実情もあります。ここはトップの判断で改善するしかありません。

チェックポイント⑤
「乖離」の問題は、時間と理由を管理する

　タイムカードやICカードで勤怠管理をしている病院では、「タイムカード記録との乖離」が常に問題視されています。例えば、残業申請された時刻とタイムカードの退勤記録に60分の乖離があった場合に、この乖離の理由を本人に確認または申告させて、問題があれば改善を求めます。居残っていた時間が労働時間にあたらない時間であれば、「仕事を終えたら早く帰る」ことを意識づけ、逆に居残っていた時間が労働時間に該当する場合には労働時間として扱い、全職員に対して残業申請方法について改めるよう指導します。

チェックポイント⑥
研修や自己研鑽は院内ルールを決めることから

　研修会や勉強会は受講義務がなく、出席しなくても何ら不利益がなければ労働時間とはされません。逆に、強制でなくても出席しないと処遇面で不利益があるような場合は、労働時間とみなされることがあります。また、院内研修の企画、運営等の準備作業も自主的に行うものでなければ原則的に労働時間とみなされます。

　他方、自己研鑽や自主的な研究は原則、労働時間にはあたりません。研鑽が労働時間とみなされるポイントは「指揮命令の有無」と「業務関連性」の２つです。上司の指示があるかないか、業務に関連があるかないかで総合的に判断されます。

　ただし、業務命令ではないが、それをしないと業務に支障を来すような場合、そのことを上司が知っていながら黙認していると「超過勤務の黙示の指示」(昭和25.9.14基収2983)と評価され、労働時間とみなされる場合があります。

第2章　労働時間管理と夜勤、宿日直の実務

なお、医師の研鑽については本章第7節で詳しく解説しています。

チェックポイント⑦
◆「勤務間インターバル」と「オンコール」

　働き方改革関連法で努力義務化されている「勤務間インターバル制度」は、終業から翌日の始業までの間に一定の休息時間を確保することです。看護部門の場合、「11時間の勤務間隔を必ずあける」といったように勤務計画作成基準にルール化している病院もあります。2交代制の夜勤の後は「明け＋公休」としている病院も多く問題は少ないのですが、3交代制における「日勤→深夜勤」の勤務間隔の詰まったシフトの場合、日勤終了後に残業があると自宅でほとんど仮眠を取れないまま再度出勤するケースがあります。

　なお、医療法に基づく勤務間インターバル制度については本章第15節で詳しく解説しています。

　オンコール（待機・宅直）について労働基準法に規定はありません。一般的に労働時間に該当しないとされていますが、呼び出しがあるまではまったく自由であるかどうか、場所的拘束の程度はどうかなど、拘束性の度合によって労働時間と指摘される余地もあるので取り扱いを明確にしてください。手当については、1,000～4,000円程度の「待機手当」等を支給している病院が多いようです。

2 時間外労働の定義を「明文化」して「周知」しよう

> **Q** 時間外勤務の取り扱いについては総務から各部署に厳しく指導しているところですが、就業規則等にも明文化しておくほうがよいでしょうか。当院の就業規則では特に規定はしていません。

> **A** 就業規則に規定するだけでなく、運用ルールを職員に周知する

　勤務時間や時間外労働のルールを職員に周知・徹底するためには、就業規則に勤務時間や時間外労働の定義を明文化し、また、時間外申請書等の活用による運用ルールを周知しておくことが大切です。

　就業規則に「勤務時間とは何か」「時間外労働とは何か」を明記します。例えば、始業時間が8時30分の場合、着替え等の準備を終えて8時30分に業務開始としているならば、8時30分に出勤しても業務開始はできません。服務規律の出退勤の条項に簡単に規定するだけでなく、勤務時間の定義として明文化し、職員に周知することで企業秩序の維持に努めている事例もあります。

「時間外労働とは何か」を入職時に別紙で説明・周知する

　時間外労働については、以下の2つについて就業規則に明文化します。
　①所属長の指示・承認があった場合に限り認めること
　②所定の書式により事前申請を行うこと
　こうしたことを就業規則に規定し、また時間外勤務命令書にも明記しておくなど厳格に運用することで、**タイムカードの打刻時間ではなく、時間外勤務命令書による時間が実労働時間であると認められた**裁判例

（ヒロセ電機事件　平25.5.22　東京地裁判決　労判1095号63頁）もあります。また、ある医療法人が運営する訪問介護施設では、「就業規則に定める時間外労働について」と題して、事業所が定義する時間外労働についてA4用紙1枚に詳細にまとめ、入職時や研修時などに説明して職員に周知徹底しています（**図表5**）。

　こうした運用ルールを周知徹底することで、現場の管理職が指示を出しやすくなります。ただ、病院の場合は、救急患者や急な入退院対応などで事前に許可を得ることが困難なケースも多々あります。事後承認であっても、残業内容をきちんと確認しておく必要はあります。

「勤務時間」（一般職員の場合）に関する規定例

（勤務時間及び休憩時間）
1　一般職員の所定労働時間は、1週間については40時間以内、1日については8時間とする。
2　始業時刻及び終業時刻は次に定めるとおりとする。
　始業時刻　　午前9時00分
　終業時刻　　午後6時00分
　休憩時間　　12時00分〜13時00分
3　始業時刻及び終業時刻は、業務の開始及び終了時刻のことであり、出勤及び退勤時刻ではない。始業時刻に業務を開始することができない場合及び終業時刻前に業務を終える場合は、それぞれ遅刻及び早退とみなす。
4　始業時刻および終業時刻は、業務の都合その他やむを得ない事情により、これらを繰り上げまたは繰り下げ、もしくは変更をすることがある。
5　休憩時間は自由に利用することができる。ただし、休憩時間中に外出する場合には、所属長に許可を得なければならない。

※病棟勤務の看護師など変形労働時間制を適用している職員については別途規定する

時間外・深夜、休日労働に関する規定例

（時間外及び休日労働等）
第○条
1　業務の都合により、所定労働時間を超え、または第○条の休日に勤務させることがある。
2　前項の場合、法定労働時間を超える勤務または法定休日に勤務させる場合は、あらかじめ病院は職員の過半数代表者と書面による労使協定を締結するとともに、これを所轄労働基準監督署長に届け出るものとする。
3　<u>第1項の時間外労働または休日労働は、緊急やむを得ない場合を除き、所属長による指示があった場合で、職員が所属長に対して所定の書式によって申請を行い、これを承認された場合に限って認めるものとする。</u>
4　満18歳未満の職員には法定時間外労働及び法定休日労働に従事させない。
5　妊娠中の女性、産後1年を経過しない女性職員が請求した場合には、第2項による時間外労働、深夜（午後10時から午前5時まで）及び休日労働に従事させない。

図表5

就業規則に定める時間外労働について

就業規則第○条に規定する時間外労働について、下記に詳しく定義する。

就業規則で定める「時間外労働」とは、8時間を超えて労働する場合、半休の場合は4時間を超えて労働する場合、休日に労働する場合を指す。

◆原則
・指示されたケアは時間外労働とする。
・事務作業等での時間外労働は禁止とする。

◆時間外労働支給条件
　下記の条件がすべて揃った場合に限り時間外労働の時間分（割増賃金）を支給する。
　①事業所長からの指示があった場合
　②従業員が事業所長に所定の書式によって事前に申請を行った場合
　③所定の書式の「事由」の内容について事業所長が承認した場合

◆留意点
・時間外労働をする日はあらかじめ設定しておくこと。遅くとも当日午後3時までに所定の書式を申請するように努めること。
・事業所長が休日中に時間外労働をする場合は、休日の前日までに所定の書式で申請しなければ時間外労働は禁止とする。
・時間外労働がないように職務の効率化、直行直帰に努めること。
・時間外に行う労働は、緊急かつ重要な業務であって、その時間にやらなければ業務に支障が出る、顧客に信用を失う場合に行うことができる。
・所定の書式を提出せずに時間外に労働する場合については、資格取得、能力向上のための自習と捉える。

◆例外
・シフト上で、利用者宅でのケアがある場合はその時間を時間外労働として、所定の書式の申請がなくても支給する。
・ケアに行く前に（終わって）自転車又は自動車を取るために事務所に出勤する（戻る）場合に、移動時間を原則30分以内と捉え、時間外労働としない。しかし、やむを得ない事情で時間がかかる場合は、上限で30分の労働時間とする。
・緊急かつ重要な業務で、時間外にやらないと業務に重大な支障が出る、もしくは、顧客に大きな信用を失う場合には、事後の報告で、所定の書式で申請することができる。

3 病院こそ「勤務時間に区切りをつける意識」が必要

Q 当院ではさまざまな業務改善に取り組んでいますが、特に看護部のスタッフの多くは勤務時間内に仕事を終わらせる意識が低く、あまり成果は出ていません。時間内に仕事を終える脱残業のポイントを教えてください。

A 「業務終了」を意識づける仕組みづくりで無駄な残業を削減

　24時間365日稼働し、昼・夜交代制で働く医療職場の労働時間管理で最も重要なポイントは、勤務時間内に仕事を終える意識、つまり「勤務時間に区切りをつける意識」を習慣づけることです。

【対策1】勤怠管理の方法を改める
　出勤簿に押印するのみの勤怠管理の病院がタイムカード等を導入するだけで一定の効果が出ます。出退勤時刻が客観的に記録されることで、少なくとも始業時刻より相当早く出勤する職員は一定数減ります。
　勤怠管理システムを変更するタイミングも好機です。医師の働き方改革では医療法に基づく勤務間インターバル（B・C水準の病院は義務）の確保や面接指導の実施に伴い厳格な時間管理が求められているため、ドクターに時間管理の意識づけを促している病院もあります。

【対策2】残業申請の方法を改める
　タイムカード等を導入している病院で常に問題視されているのが、タイムカード等の打刻記録と時間外勤務申請との「乖離」です。残業申請

は提出されていないのに、タイムカードの退勤時刻は定時より1時間も遅いといったケースです。本章第4節で紹介しているリハビリテーション病院の事例は特徴的ですが、同じような勤怠管理の方法は医師に対しても効果が期待できます。

【対策3】病棟で「終礼」を日課にする

　近年は病棟で「終礼」を実施する看護部が増えました。毎日の日勤終了間際に、できるだけ病棟の勤務者全員がナースセンターに集合し、残務の確認などを行って残務をサポートしたり、残業する職員を選定します。あらかじめ残業する人を決めておく病院もあります。いったん全員が集まることで業務終了を意識づけ、無駄な残業の削減に効果を上げている病院もかなりあります。

【対策4】日勤・夜勤でユニフォームを変える

　熊本地域医療センターが先駆けとなり、日本看護協会のサイト「看護業務効率化先進事例収集・周知事業」で紹介され一時期広まった取り組みです。日勤と夜勤のユニフォームの色を変えることで、勤務終了時刻を過ぎて残っている職員が明確となり、次のような効果が現れました。
＊視覚的に時間外勤務をしているスタッフが判断できるため（残っていると目立つ）、定時で仕事を終わらせることの意識が高まった
＊勤務時間内外の区別が明確になった
＊引き継ぎ可能な業務は次勤務に引き継ぐという意識の変化が生まれ、協力体制が強化された
＊医師の反応としては、日勤と夜勤、ナースの責任者や担当者が探しやすくなった。夜間の状況をだれに尋ねればよいのか探さずにすむ。遅くまで残っているナースに早く帰るように促すようになった

　相応の効果はありますが、「前残業対策として実施したが1年も経つとマンネリ化して効果が薄くなる」という病院も実際にあります。弊害がない限り決めたルールは徹底することです。

4 時間外の「乖離」の理由を把握する事例①

Q 以前から医師も含めて全職種でタイムカードを導入していますが、時間外申請の時刻とタイムカードの記録に大きな乖離のある職員が相当数います。就業後もダラダラとおしゃべりして居残っているスタッフが少なくありません。タイムカード記録との乖離を改善していく良い方法はないでしょうか。

A 乖離理由を申請させることで管理職の意識も変わった

　ご質問のような「タイムカード記録との乖離」とは何かを考えてみましょう。例えば、所定の勤務時間が8時30分から17時30分（休憩60分）の場合に、残業申請は出ていないのに退刻記録は18時30分と、60分の乖離があったとします。この乖離は、サービス残業なのか、自己研鑽なのか、委員会の準備等をしているのか、ダラダラと雑談をして居残っていたものなのかがわかりません。こうしたタイムカード記録の乖離を放置していると残業代の一部不払いが生じる場合があります。それ以上に、職員の時間管理の意識が薄れ、効率の悪い働き方を招くことになります。最低限、所属長や事務部門が本人に確認し、必要に応じて改善を促すべきなのですが、日々の業務に追われてなかなかできていないのが実情ではないでしょうか。

　あるリハビリテーション病院（200床以上）では、時間外勤務申請書の「タイムカードの乖離理由」まで本人に記入・申請させる勤怠管理の手法を取り入れています。具体的には、職員は出勤時に通用口に設置さ

れたタイムレコーダーで打刻し、更衣など準備を終えてから所属部署へ行き業務を開始します。業務終了時は更衣など帰り支度を終えてからタイムレコーダーで打刻して退勤します。こうしてタイムカード記録で院内滞在時間を把握。時間外勤務については、毎月職員に配布する「勤務報告書・時間外申請書」で管理します。この申請書に記入された残業実績をもとに給与計算をします。

ここまではよく見られる勤怠管理の方法ですが、この病院が特徴的なのは、タイムカードとの乖離理由の記入欄があることです。

「30分以上」の乖離理由を明らかにする

「勤務報告書・時間外申請書」は毎月総務課から全職員に配布しますが、申請書を職員個々が管理するか、所定の場所にまとめて管理するかは部署によって異なります。申請書の内容は「所定内勤務」「時間外申請」「タイムカードの乖離」の大きく3つの項目に区分されています。「時間外申請」は、職員本人が理由記載と共に事前申請をして所属長が認印を押し、業務終了後に本人が結果を申請して所属長が翌日確認して認印を押すというのが基本的な流れです。

「タイムカードの乖離」の欄には、例えば、定刻の17時30分に業務を終えたのに退刻記録が18時10分であったり、時間外申請は18時30分までなのに退刻記録が19時30分であったり、30分以上の乖離があった場合に、乖離理由を本人が記入する仕組みです。乖離理由を確認するタイミングは、30分以上の乖離が発生したつどなのか、月ごとにまとめてなのかは部署によって違いますが、所属長が確認し、問題があれば指摘します。その後、総務課でも確認し、疑問点があれば所属長に訂正依頼をします。

実際に職員が記入する乖離の主な理由は「雑談」「自己研鑽」「帰り支度」の3つ。以前は業務なのかそうでないのか総務課では判断がつきにくい内容もありましたが、現在はほとんどありません。看護研究は「時間外申請」、勉強会(自由参加のもの)は「タイムカードの乖離」として申請され、業務か業務でないのかの共通認識を管理職とスタッフが持

てるようになっています。また、「雑談」で30分以上の乖離があるような場合は必ず〝相手〟がおり、本人だけの問題ではないため、程度によっては所属長が注意を促します。

あえてアナログにした、こうした日々の時間管理をすることで「30分以内で帰ろう」という職員の意識づけにもつながっていると言います。

また、職員が記入する乖離理由のほとんどが「雑談」「自己研鑽」「帰り支度」の3つであるのには理由があります。以前はこの3つを選択式にしており（「その他」を加えて4つ）、その習慣が残っているからです。選択式は職員の記入しやすさを考慮したものですが、法人グループの他の地域の病院が労働基準監督署から「選択方式は必ずしも本人の意思が反映されているとは言えない」と指摘されたことがきっかけで記述方式に変更したという経緯があります。

管理職の本来業務に気づかせる効果も

タイムカードやICカードで勤怠管理をしている病院では、「タイムカード記録の乖離」がよく問題視されます。乖離の理由を所属長や事務部門が口頭で確認して注意を促しますが、日々の業務に追われ、また面倒なため、その状態が放置されているケースが少なくありません。

この病院の場合、タイムカードの乖離理由を客観的に把握できる仕組みとすることで、「時間内に業務を終える」「決められた時間に帰る」という時間管理の概念を職員に植えつけられただけでなく、管理職の意識を変えたことが大きな成果だそうです。管理職の本来業務は部下の業務や労働時間を管理することです。「管理職に気づきを与えられたことが一番大きいかな」と事務長は言います。

図表6に勤務報告・時間外申請書の例を掲載します。

第2章 労働時間管理と夜勤、宿日直の実務

図表6　勤務報告書・時間外申請書

2023年9月

職員コード	所属・職種	氏名	印

事務長	経理課	看護部長	所属長

日	曜	シフト	所定内勤務		日勤日直	当直	土曜残り	備考（外出・研修・有給等記載）	時間外申請										タイムカードの乖離		
			時間	時間数					事前申請			結果							
									時間	時間外申請をする理由（予定）	認印	時間	時間外	深夜	累計	認印	遅刻	乖離理由	認印

（所定時間内勤務の記入欄／時間外勤務の「予定」と「結果」の記入欄／タイムカードの乖離理由の本人記入欄）

（時間・回）　（分）

※掲載用に修正を加えて加工したものです。

【取り組みの効果】
●スタッフに、「時間内に業務を終える」「決められた時間に帰る」という習慣が根付いた。
●所属長に、部下の業務や労働時間を管理することへの気づきを与えられた。

「タイムカードの乖離」の理由
時間外申請の時間とタイムカード打刻記録に30分以上の乖離があった場合に、乖離の理由を本人が記入する仕組み。記入する乖離の理由は主に「雑談」「自己研鑽」「帰り支度」の3つ。たとえば、「雑談」で30分以上の乖離がある場合は、"相手"がいる話なので、程度により所属長が注意を促す。看護研究は「時間外申請」、自由参加の勉強会は「タイムカードの乖離」として申請する。

5 時間外の「乖離」の理由を把握する事例②

Q リハビリ部門のPT（理学療法士）の残業が悩みの種です。残業といってもタイムカードを打刻した後の自己学習ですが、若い独身の職員が多いせいか、いつまでもダラダラと院内に居残る者もいて困っています。

A 「自己研鑽」の時間も時間外申請させることで個々の働き方がわかる

　自己学習で切磋琢磨しながら腕を磨くのがPTの業務とも言われます。記録業務もそうですが、ダラダラと居残る時間を含めた自己学習の時間をいかに管理できるかが、リハビリ部門の労務管理のポイントの一つです。

　ある病院では、ICカードで出退勤時刻（入館時と退館時に打刻）を管理する方式を採用しています。時間外労働は時間外勤務申請書で管理しますが、申請理由を業務に限っていません。「自己学習」や「勉強会」など、業務以外の時間も申請させます。割増賃金の支払い対象になるものは、業務以外は「勉強会」（一部を除く）のみとしています。この管理方法でICカードに記録された「滞在時間」に含まれる行為は所定労働時間、時間外業務、自己学習、勉強会、休憩時間、その他（更衣や移動時間のほか不明な時間）です。

　「自己学習」まで記入させるのは、**職員が自分で記入することで業務ではなく「自己研鑽」であることを意識付けることができる**からです。ただし、「自己学習」と申請した場合でも、所属長の判断で「業務」に

変更させることもあり、申請内容を厳格に精査しています。

　こうして毎月職員別にグラフ化して、院内滞在時間の中身を把握します。時間外業務が長時間に及んでいる職員だけでなく、学習時間も長時間に及んでいる職員も把握できます。業務や自己学習の時間が長時間に及ぶ職員については所属長を通じて注意・指導を促します。それが結果的に時間外労働の削減にもつながっています。

　ただし、この方法は院内での自己学習を容認することにもなるため、病院によっては裏目に出る可能性もあります。PTの誰もが自己学習に熱心というわけではないからです。

　ある病院では、終業後に自己学習に励む"風土"になじめずメンタル不調を来し、休職した職員がいました。この職員は生真面目で大人しい性格のため、先輩の手前、仕方なく居残り学習を続けていたようです。ほかにも、居残り学習が当たり前の風土を嫌って退職した職員もいたそうです。こうした実態を人事として「放置しない」ことが肝心です。

時間外申請書のひと工夫で、職員の「働き方」が把握できる

◆残業も自己学習の時間も多い「職員A」

総務担当者から所属長に対して、職員Aの残業の原因と業務内容を確認し改善を促す。自己学習についても時間外業務とのバランスを考えて削減するように注意喚起する。

◆残業は少ないが、自己学習の時間が多い「職員B」

仕事のできる職員Bは、自己学習にも人一倍熱心。しかし、院内での滞在時間（ICカード上の記録）が月60時間を超えているため、業務による時間外労働は少なくても、他の職員への影響を考慮すること、健康管理のためにも学習時間の削減を促す。

◆残業も自己学習も少ないが、不明な時間が多い「職員C」

仕事はちゃんとしているのか、仕事のモチベーションはどうなのか、院内で何をしているのか不明な時間が多いため、所属長に、本人に確認して話し合うよう促す。

■ 時間外労働（業務）　〰〰 自己学習（業務外）　□ その他（更衣、移動の時間など）

6 院内研修の時間の曖昧な取り扱いによる弊害

Q 当院では、勤務時間外に行う勉強会や研修会は任意参加としていますが、一部の病棟で職員が半強制的に参加させられているようで不満が出ています。研修の取り扱いをもっと明確にしたほうがよいでしょうか。

A 時間外に研修を行うなら「義務」か「任意」なのかを明確に

　日勤の勤務時間外に行う院内研修や委員会活動は、病院の「サービス残業」の要因となる代表的なものです。院内研修や委員会が労働時間とされるかどうかの判例上の論点は「出席することが義務か否か」と端的です。出席が義務付けられていなくても、出席しないと処遇面などで不利益がある場合も労働時間とみなされることがあります。

　厚労省の『労働時間の適正な把握のために使用者が講ずべき措置に関するガイドライン』でも、「参加することが業務上義務付けられている研修・教育訓練の受講や、使用者の指示により業務に必要な学習を行っていた時間」は労働時間であると明言しています。

時間短縮、実施回数増で勤務時間内に実施するケースが多い

　問題になりやすいのが、厚生局や保健所から職員の出席率が問われる「医療安全」と「院内感染対策」などの法定研修です。法定研修は全職種が対象になるため、どの病院もできるだけ多くの職員に出席させようと、時間を短縮して同じ内容の研修を複数回実施するなど、時間帯や回数を工夫して勤務時間内に実施しているのが実情です。典型的な事例を

第2章　労働時間管理と夜勤、宿日直の実務

挙げておきましょう。

①院内研修も委員会活動も勤務時間内に行うように徹底。昼休憩を利用して行う場合は別途法定の休憩を与える。法定研修は、全職員が受講できること、勤務時間内で行うことを徹底するため、1回30分に短縮して年8回開催。それでも受講できない職員には、e-ラーニングやDVD視聴による自己学習を促す。

②一般研修は12時～13時、14時～15時など、日勤の勤務時間内に実施。法定研修は30分研修を年5～6回実施。時間帯は勤務時間外（18時から30分）、個人情報保護等の他の研修とセットにして60分研修として効率的に実施。やむを得ず時間外に行う場合は時間外手当を支給している。

研修や委員会の運用は各部署と事務部門が十分に話し合い、何を時間外勤務扱いとするかなど、労務管理上のルールを明確にしておく必要があります。取り扱いが曖昧だと、部署ごとに不適切な運用をする可能性もあります。

例えば、ある精神科病院では、法定研修を「懇親会」と称して日勤終了後にイベント形式で実施しています。食事が提供され、景品も出るため、出席率が非常に高いようです。「事務からは出席を強制していないため時間外扱いにはしていない」と総務担当者は言います。しかし、病棟勤務の看護師が非番の日にわざわざ出て来るケースもあるようです。看護部内で半強制的に出席させている可能性も否定できません。

「時間外の研修に出ても手当がつかない」「休日に研修に出席しても手当が出ない」という問題は、労働基準監督署に寄せられる病院の職員（多くは看護職）の申告・相談の中でも定番の内容です。サービス残業が疑われるケースは実態として相当あるように感じます。また、強制ではないけれど、「出席しないといけない雰囲気」が蔓延している結果、職員のモチベーションを確実に下げています。この問題は、**法律がグレーなのではなく、病院の取り扱い（運用）がグレーだから職員の不満の温床になりやすいのです。**

7 医師の「研鑽」と労働時間の区別をルール化する

Q 2024年4月から医師にも上限規制が適用され、B・C水準の病院（年1860時間が上限）については医師の研鑽を含めて厳格な労働時間管理が求められていますが、A水準（年960時間が上限）の当院でも医師の研鑽についてなんらかの取り決めをしたほうがよいか。

A 医師の研鑽については実際に運用できるルールづくりを

　医師の働き方改革の取り組みのなかでも、勤務間インターバルの確保と同様に運用面で難しいと言われるのが医師の自己研鑽と労働時間の区別です。B・C水準の特例指定（特定労務管理対象機関）の評価受審においても、医師の自己研鑽の労働時間妥当性のルールを定めていることが評価項目となっていたため、「とりあえずルールだけ作り、運用は後から考えればいい」という医療機関が多かったように思います。ただ、医師個人の労働時間に対する意識改革につなげるためにも、A水準の病院でも自己研鑽の取り扱いルールを定めておくとよいでしょう。

研鑽の院内ルールを固め自己申告とするのが現実的

　医師の業務と研鑽の境目は曖昧で、「この業務は研究、この業務は臨床、これは教育」と切り分けることは医師本人にとっても困難です。勤務時間外で学会へ参加、ガイドラインの学習、手術の練習を行うなど、絶え間ない研鑽が求められている点においても医師は特殊です。

　自己研鑽の労働時間妥当性については、厚生労働省が「医師の研鑽に

係る労働時間に関する考え方について」（令和元年7月1日　基発0701第9号）（**図表8**）で指針を示しており、また、医師の働き方改革の推進に関する検討会においても研鑽の具体例を提示しています（「第7回医師の働き方改革の推進に関する検討会 資料4」）。これらを基に、労働時間に該当しない研鑽の要件は以下のように整理されます。

- **労働から離れることが保障されている状態で行われていること（所定労働時間外であること）**
- **診療等の本来業務と直接関連性がないこと（業務・準備行為・後処理に該当しないこと）**
- **上司からの明示もしくは黙示の指示がないこと**

　ただ、勤務終了後、院内で自己研鑽しているところに患者の容態急変で診療が始まり、本来業務と自己研鑽が混在するケースなど、どこまでが労働時間で、どこからが自己研鑽なのか明確に分けることは難しい場面が多々あります。診療に伴う準備や後処理に不可欠なものも時間外労働に含まれますが、それを自己研鑽として扱っている病院もあります。

システム導入で自己研鑽を把握する仕組みづくりを

　日々の研鑽の管理は、通常の時間外・休日労働の申請と一体的に行うことになると思いますが、申請・承認の手続きを勤怠管理システムにより行うか、紙ベースで行うかは病院ごとに異なります。**図表7**は、勤怠管理システムで自己研鑽申請をさせる仕組みづくりがすでにできている病院の事例です。この病院では、ICカードリーダーにより勤怠管理システムを導入。研鑽を行う場合は、具体的な研鑽の内容を明記して事前に医師本人が上司に申請し、申請された内容を上司が確認のうえ承認することを原則としており、やむを得ず事前の申請なく研鑽を行った場合は、事後速やかに上司に報告することとしています。

　他方、医師の時間外申請を紙ベースで行っている病院の場合、例えば、

医師の時間外勤務を「勤務時間管理表」で管理しているある病院では、管理表に医師自身が自己申告で記入する仕組みにしています。時間外になった「理由」を記入する際は、手術の延長などの「通常業務」、「学会資料作り」「自己研究」など該当する項目を番号で記入させるようにし、医師が面倒がらずに申請できる方式としています。

図表9は、筆者の顧問先の急性期病院（B・C-1水準指定）が評価受審を申請した際に作成した自己研鑽の院内ルールですが、まずは判断基準やルールを労使間で取り決めて、院内に周知する必要があります。そして自己研鑽の判断は医師本人の自己申告に任せるのが運用面での現実的な対応策であろうと思われます。

図表7　勤怠管理システム上の自己研鑽管理の事例

対象日	曜日	出勤時刻	当直	退勤時刻	自己研鑽内容	当直	自己研鑽開始時刻	自己研鑽終了時刻
2023/6/1	木	7:15		20:00	総合回診準備	0	19:00	19:45
2023/6/2	金	7:20		19:52		0	:	:
2023/6/3	土	:		:		0	:	:
2023/6/4	日	:		:		0	:	:
2023/6/5	月	7:25	翌日	11:38	EPOC2へ症例登録	1	10:40	11:15
2023/6/6	火	:		:		0	:	:
2023/6/7	水	7:20		19:50		0	:	:
2023/6/8	木	7:15		20:35	論文検索	0	19:40	20:20
2023/6/9	金	7:20		19:30		0	:	:
2023/6/10	土	7:18		18:30		0	:	:

※B病院における勤怠管理システムの自己研鑽申請画面（筆者が加工したもの）。研鑽を行う場合は、具体的な研鑽の内容を明記して事前に医師本人が上司に申請。申請された内容を上司が確認のうえ承認することを原則とし、事前の申請ができなかった場合は、事後速やかに上司に報告する。

第2章　労働時間管理と夜勤、宿日直の実務

図表8　労働時間に該当しない研鑽の3つの類型

	研鑽の類型		考え方・手続
❶	一般診療における新たな知識、技術の習得のための学習	・診療ガイドラインについての勉強 ・新しい治療法や新薬についての勉強 ・自らが術者等である手術や処置等についての予習や振り返り ・シミュレーターを用いた手技の練習等	【×】業務上必須ではない行為を、所定労働時間外に、自ら申し出て、上司の明示・黙示による指示なく行う時間については、労働時間に該当しない。 【○】ただし、診療の準備または診療に伴う後処理として不可欠なものは、労働時間に該当する。
❷	博士の学位を取得するための研究及び論文作成や、専門医を取得するための症例研究や論文作成	・学会や外部の勉強会への参加・発表準備 ・院内勉強会への参加・発表準備 ・本来業務とは区別された臨床研究に係る診療データの整理・症例報告の作成・論文執筆 ・大学院の受験勉強 ・専門医の取得や更新に係る症例報告作成・講習会受講等	【×】上司等から左記の研鑽が奨励されていても、業務上必須ではない行為を自ら申し出て、上司の明示・黙示による指示なく行う時間については、労働時間に該当しない。 【○】ただし、研鑽の不実施について就業規則上の制裁等の不利益が課されているため、その実施を余儀なくされている場合や、研鑽が業務上必須である場合、業務上必須でなくとも上司が明示・黙示の指示をしている場合は、労働時間に該当する。
❸	手技を向上させるための手術の見学	当直シフト外で時間外に待機し、手術・処置等の見学の機会の確保や症例経験を蓄積するために見学を行うこと等	【×】上司等から左記の研鑽が奨励されていても、業務上必須でない見学を自ら申し出て、上司の明示・黙示による指示なく行う場合、当該見学やそのための待機時間については、労働時間に該当しない。 【○】ただし、見学中に診療を行った場合については、当該診療を行った時間は、労働時間に該当する。また、見学中に診療を行うことが慣習化、常態化している場合については、見学の時間すべてが労働時間に該当する。

※通達「医師の研鑽に係る労働時間に関する考え方について」(令和元年7月1日付け基発0701第9号)より

図表9　A総合病院の「医師の研鑽に関する取り扱い指針」より抜粋

  3　自己研鑽の定義
　　医師の自己研鑽については法令に基づき、以下のように定義する。
　（1）所定労働時間内に行う研鑽の取扱い
　　　　所定労働時間内において、院内で行う研鑽に係る時間については、上司の命令の有無にかかわらず労働時間に含まれる。
　（2）所定労働時間外に行う研鑽の取扱い
　　　ア）労働時間に含まれない研鑽
　　　　　診療等の本来業務と直接の関連性がなく、かつ、上司の指示によらずに行われる場合は、労働時間として取扱わない。
　　　イ）労働時間に含まれる研鑽
　　　　　上司の指示により行われる場合には、診療等の本来業務との直接の関連性はなくとも労働時間として取扱う。

  4　日々の研鑽の管理（労働時間に該当しない研鑽）
・日々の管理については、通常の時間外・休日労働の申請の際に、時間外労働に該当しない時間数を、併せて申請するものとする。
・労働時間に該当しない研鑽を行おうとする医師は、当該研鑽のために在院する旨を上司に申し出て許可を得なければならない。
・上司は、申請をした医師との間において、次の事項について確認のうえ承認を行う。
　（1）本来業務及び本来業務に不可欠な準備・後処理のいずれにも該当しないこと
　（2）上司として当該研鑽を行うよう指示しておらず、かつ、当該研鑽を開始する時点において本来業務及び本来業務に不可欠な準備・後処理は終了しており、本人はそれらの業務から離れてよいこと。

  5　管理部門による実態把握
　　事務部は、各医師の在院時間のうち、労働時間のみならず、労働時間に該当しない研鑽の時間についても把握し、各診療科内における適切な運用を確保するため、次の措置を講ずる。
　（1）「労働時間に該当する研鑽」が「労働時間に該当しない研鑽」として取扱われることのないよう定期的に確認を行う。
　（2）在院時間の記録において、長時間の研鑽のある者を抽出したうえ、必要な場合には関係者に対する聴き取りを行う。

図表9　つづき

6　研鑽の具体的な取扱い

労働時間に含まれるもの（業務命令）
診療に関するもの
・病棟回診 ・予定手術の延長、緊急手術 ・チャーティング ・サマリー作成 ・外来の準備 ・オーダーチェック ・診療上必要不可欠な情報収集
会議・打合せ
・必須出席者である会議・委員会 ・参加必須の勉強会・カンファレンス
研究・講演その他
・上司の命令に基づく学会発表の準備 ・上司の命令に基づく外部講演等の準備 ・上司の命令に基づく研究活動・論文執筆

労働時間に含まれないもの（自主的）
休憩・休息
・食事 ・睡眠 ・外出 ・インターネットの閲覧（上記に関するものを除く）
自己研鑽
・自己学習 ・症例見学 ・参加が任意の勉強会・カンファレンス
研究・講演その他
・上司の命令に基づかない学会発表の準備 ・上司の命令に基づかない外部講演等の準備 ・上司の命令に基づかない研究活動・論文執筆

8 変形労働時間制の基本と就業規則の規定の仕方

> **Q** 病棟勤務の看護職に変形労働時間制を採用していますが、業務の都合により臨時的に、協定していない勤務時間パターンを勤務割に組み入れることは問題があるでしょうか。

> **A** 時間外労働と取り扱うか、新たな勤務パターンとして採用する

　看護職が2交代制で16時間勤務の夜勤を行うような場合、変形労働時間制を採用する必要があります。しかし、制度を適正に運用していないケースが散見されます。例えば、3交代制において、準夜勤8時間＋深夜勤8時間＝16時間勤務の変則2交代をとるようなケースです。この場合、法令上は2暦日にわたる継続勤務は「1日」の労働とされますが、「午前0時を境に1日8時間勤務を2日続けるだけ」というように解釈して、変形労働時間制を採用するための手続きをとらずに法令違反状態となっているケースです。

　変形労働時間制（労働基準法32条2～5項）には、1カ月単位、1年単位などの種類があり、病棟勤務の看護職は1カ月単位の変形労働時間制を採用するのが一般的です。同制度は、1カ月以内の期間を平均して1週間当たりの労働時間が40時間以内に収まれば、特定の日や週に法定労働時間を超えて働かせることができ、時間外割増賃金を支払うことなく8時間を超える所定労働時間を設定することができます（その場合でも深夜割増は必要）。

第2章　労働時間管理と夜勤、宿日直の実務

１カ月単位の変形労働時間制の運用上の注意点
①１カ月の労働時間の「総枠」を超えない
　１カ月の労働時間の総枠は、31日の月なら177.1時間、30日の月なら171.4時間を超えないように、職員個々の勤務割を作成します。
②急な欠勤者が出たからといって勤務変更は原則できない
　この制度は、１カ月勤務した後に労働時間を通算し、結果として１週間当たり40時間になっていればいいという制度ではありません。あらかじめ各日、各週の労働時間を定め、定めた時間どおりに勤務するのが原則のため、一度確定した勤務表を変形期間の途中で変更することはできません。では、まったく勤務変更ができないかというとそうではなく、就業規則に勤務割の変更規定を設け、変更する場合の事由を具体的に記載しておくことで途中変更することは可能です。
　したがって、質問のように協定していない勤務パターンを臨時的に組み入れることはできません。例えば、就業規則で規定している８時30分～17時30分の勤務に、臨時的に８時～20時の勤務を組み入れたいというような場合、両方の勤務パターンをあらかじめ協定しておくか、８時～20時の勤務の頻度がそう多くないのであれば、時間外労働として取り扱うのが一般的です。
③勤務変更すると割増賃金が発生する場合がある
　変形労働時間制を採用した場合、事前に各日・各週の労働時間を特定しますので、残業をした場合はもちろん、休日を振り替えた場合などにも時間外割増賃金が発生する場合があるので注意してください。

就業規則には想定される勤務パターンを列挙する
　変形労働時間制を採用するには、各日・各週の労働時間など必要な要件を就業規則（または労使協定）に定めて、所轄の労働基準監督署に届け出る必要があります。病棟勤務の看護師のように毎月の勤務シフトで勤務内容が決まるような場合、「業務の実態から月ごとに勤務割を作成する必要がある場合には、就業規則において各直勤務の始業終業時刻、

各直勤務の組み合わせの考え方、勤務割の作成手続及びその周知の方法等を定めておき、それに従って各日ごとの勤務割は変形期間の開始前までに具体的に特定することで足りる」（昭和63.3.14基発第150号）とされています。

ただ、就業規則に変形労働時間制を定める場合、「変形期間を平均して週当たり40時間を超えない範囲で各日、各週の労働時間を定めるものとする」といった規定の仕方のみでは足らず、想定される勤務パターンを列挙しておく必要はあります（**図表10**）。

結局、1カ月単位の変形労働時間制というのは、労働者が予測しない日に使用者の都合により突然、所定労働時間が長くなったりすることはありません。所定労働時間が長くなる日や週がある場合は、あらかじめ就業規則、労使協定により明確になっている必要があるというのが労働基準法32条の2の趣旨です。

なお、病棟勤務の看護職の場合、人員配置基準をもとに施設ごとの「勤務計画作成基準」に沿って毎月のシフトを作成するのが一般的です。変形労働時間制については1カ月の法定労働時間の総枠だけ意識しておけば業務に支障はありませんが、制度の基本は把握しておくべきでしょう。

1カ月の勤務表例

日	月	火	水	木	金	土	週所定労働時間
			1	2	3	4	22時間45分
			公休	日勤	夜勤		
5	6	7	8	9	10	11	46時間
公休	日勤	日勤	日勤	日勤	夜勤		
12	13	14	15	16	17	18	38時間15分
公休	公休	日勤	日勤	日勤	夜勤		
19	20	21	22	23	24	25	38時間15分
公休	日勤	日勤	公休	日勤	夜勤		
26	27	28	29	30			23時間15分
公休	年休	日勤	日勤	日勤			

日勤＝8：30～17：15
　（休憩60分／実働7時間45分）
夜勤＝16：30～9：00
　（休憩90分／実働15時間）

日勤 13回　夜勤 4回　公休 8回　年休 1回　168時間30分＜171.4時間

図表10　1カ月単位の変形労働時間制の規定例

第〇条（1カ月単位の変形労働時間制）
1　前条の規定にかかわらず、交代制勤務に就く看護師の所定労働時間は、毎月1日を起算日とする1カ月単位の変形労働時間制とし、1カ月を平均して1週間あたり40時間以内とする。

2　前項の規定による各日、各週の所定労働時間は、毎月25日までに勤務表を作成し、職員に勤務表により通知するものとする。

3　各日、各週の始業時刻・終業時刻・休憩時間・仮眠時間は下記のパターンを組み合わせることにより行うものとする。
　①日　勤　　午前8時30分〜午後5時15分（休憩時間60分）
　②夜　勤　　午後4時45分〜午前9時00分（休憩・仮眠時間180分）
　③早　番　　午前7時00分〜午後3時30分（休憩時間60分）
　④遅　番　　午前10時00分〜午後6時30分（休憩時間60分）

4　交代制勤務に就く看護師は、毎月10日までに翌月の勤務希望を所定の様式に従って各病棟の師長に提出するものとする。

5　第〇条に規定する休日については適用せず、4週8休以上を原則とし、勤務割により明示する。

6　勤務表作成後であっても、次の事由に該当する場合、勤務表を変更することがある。
　（1）配置転換、休職、退職等により看護・介護職員の配置人数に変動があった場合
　（2）本人及び家族の事故や急病等による欠勤により、勤務表を変更せざるを得ない場合
　（3）上記にかかわらず本人から変更希望があり、かつ、他の看護・介護職員との調整が可能な場合

9 労働者代表の選任方法は協定の有効性を左右する

Q 労働組合がない当院では、協定の当事者である労働者の過半数代表者の選出に毎年苦慮しています。ふさわしい職員に人事からお願いして代表者を選任することもありますが、どのような方法がよいでしょうか。

A 職員の「信任手続き」を確実に行うことが有効性を高める

　協定当事者である労働者側の資格要件は、36協定の有効性を大きく左右し、選出方法の有効性が問われます。

　医師の勤務時間を就業規則で定めずに違法残業をさせていたなど、ずさんな労務管理の実態が新聞報道された大学病院のケースでは、人事担当の副院長ら幹部が労働者代表の選出に関与していたとして、36協定が無効であると労働基準監督署から勧告されていました。

　この病院には労働組合がなく、各部門の代表が集まる「職員代表の意見を聴く会」で過半数代表者を選び、36協定を代表者と結んでいました。しかし、各部門の代表になるには所属長の推薦が必要であったり、人事担当の副院長ら幹部が過半数代表の選出にかかわっているなど使用者側の関与が問題となり、労働者代表の選出要件を満たさないと指摘されました。過半数代表者の選出要件は2つ（労働基準法規則6条の2）。

①法第41条第2号に規定する監督又は管理の地位にある者でないこと（総務部長など）。
②法に規定する協定等をする者を選出することを明らかにして実施される投票、挙手等の方法により選出された者であること。

要するに、「残業代を支払われるような従業員の中から民主的な方法で選びなさい」ということです。ちなみに、管理監督者は労働者代表になることはできませんが、「労働者の過半数」の母数には含まれます。また、選出にあたり、「使用者の意向によって選出された者ではないこと」（平成11.1.29基発第45号通達）が重要です。そして、投票、挙手、労働者の話し合い、持ち回り、推薦など、労働者の過半数が支持していることが明確になる民主的な手続きが必要とされています（平成11.3.31基発第169号通達）。

民主的な方法ならメールやイントラネットも有効

労働者の過半数代表者の選任に当たり、「誰が口火を切るか」「民主的な手続きは誰がどのようにして決めるのか」ということが度々問題になります。人選に困った事務長が、病院側の意向に沿った行動をとってくれる職員にお願いして過半数代表者として署名させるといったケースは少なくありません。また、誰が過半数代表者なのか職場で周知されていないケースもあります。

例えば、選出理由を明らかにしたうえで職員から自薦・他薦を募る、現代表者が次期代表者を推薦する、あるいは候補者がいなくて事務部門からお願いしたとしても、選出した候補者に対して民主的な方法による職員の「信任手続き」を行うことが求められます。

信任手続きの方法については、院内メールのほか、イントラネット（組織内でのみ構築されたネットワーク環境）を使用した信任方法なども、民主的な手続きによる方法であれば問題ないでしょう。

また、各部署から職員代表が集まり、職員代表者会の中で候補者の選出方法等を話し合ったうえで会の中から労働者代表を選出しているケースもあります。この場合も、選出された職員代表者について職員による信任手続きをとるのであれば問題はないと思われます。

10 夜勤負担軽減のための取り組み方法と課題

Q 看護師の夜勤負担の軽減を検討中です。公平感が担保できれば夜勤免除の制度化も検討したいところですが、夜勤時間の短縮、夜勤後の休日や勤務間インターバルの確保などは可能なら取り組みたいと考えています。具体的な取り組み方や取り組む際の注意点は何か。

A 「夜勤をしない常勤」と「夜勤負担のある常勤」との公平感

　看護職の勤務負担についてまず考慮すべきは、不規則な夜勤・交代制勤務です。2021（平成3）年9月に施行された「脳・心臓疾患の労災認定基準」では、過労死ラインとなる「労働時間以外の負荷要因」が一層重視されました。新基準が示す「負荷要因」の「勤務時間の不規則性」には、「拘束時間の長い勤務」「休日のない連続勤務」「勤務間インターバルが短い勤務」「不規則な勤務・交替制勤務・深夜勤務」の4項目が挙げられています。ここでは「夜勤負担の軽減」のための3つの取り組みの方法と課題をみてみましょう。

(1) 11時間の勤務間インターバルの確保

　勤務間インターバル制度の導入促進は、働き方改革の重要施策の1つです。インターバルの時間数について、何時間以上でなければいけないという法律の定めはありませんが、最低でも9時間の勤務間インターバルを導入することが必要とされています。診療報酬上も「夜間看護体制加算」で夜勤を含む交代制勤務に従事する看護要員に11時間以上の勤務

間インターバルを設けることが算定要件になっています。

　看護師の場合、勤務間インターバルを確保する方法としては、勤務表作成時点で勤務間隔を11時間以上確保できるように編成するのが一般的で、勤務計画作成基準にルール化している病院もあります。ただ、3交代制における「日勤→深夜勤」の勤務間隔の詰まったシフトの場合、日勤終了後に残業があると仮眠も取れずに再度出勤するケースがあります。日本看護協会の調査によると、3交代制の施設のうち勤務間インターバルを「11時間以上あける」ことを実行できている病院は44％というのが実情です。勤務間インターバルを11時間とルール化した場合、例えば、前日の時間外労働等により、9時間の勤務間インターバルしか確保できないときの対策として次のような方法が考えられます。

●始業時刻の繰り下げ
　翌日の始業を2時間繰り下げて、終業時刻も2時間繰り下げる（所定労働時間に変更なし）。どの施設も就業時間の繰上げ・繰下げ条項として就業規則で規定していますが、インターバルを確保できたとしても、帰るのが2時間遅くなるため嫌がる職員が多いものと思われます。

●2時間の時間単位年休を与える
　始業時刻から2時間の時間単位年休を付与し、終業時刻はそのまま（所定労働時間より2時間減）。給与の減額もないため職員には始業時刻の繰下げよりは好まれると思います。

(2)　夜勤時間の短縮の課題を克服できるか
　日本看護協会が提唱する夜勤負担の軽減策の「勤務拘束時間13時間以内とする」とは夜勤時間を短縮することです。同協会の2019年の調査では、2交代制勤務を実施している施設のうち、夜勤の拘束時間を13時間以内とすることに取り組む予定がない施設が48.8％と、5年前の調査から導入が進んでいないことがわかりました。逆に言えば、半数の施設では可能であれば夜勤時間の短縮に取り組みたいと考えていることになります。夜勤時間短縮の取り組みが進まない背景の1つに、長時間の日勤

（長日勤）があります。

　筆者は以前、同じ関東地方の済生会病院のなかで、12時間夜勤の導入を断念した施設と、13時間夜勤を3年で定着させた施設の両方の看護部長に取材をしたことがあります。前者が取り組んだ「12時間夜勤」は、新たに救急病棟を開設して試験的に導入し、3年間実施しました。勤務の組み合わせは、12時間夜勤＋12時間日勤（8：30～21：30の長日勤）です。職員アンケートの結果、12時間の長日勤については、「時間に帰れないことがあり体がつらい」「ロング日勤帯の入院が多いので負担が大きい」「遅出、夜勤の人数を増やしてほしい」「夜勤手当が減るのは困る」「育児短時間勤務の利用者は配置できない」など、軒並み不評で課題が多くあげられました。

　対して後者は、「看護職が長く働ける勤務体制をなんとしても構築する」と、16時間夜勤体制に看護職員のだれも不満がなかったなかで改革を断行し、13時間夜勤を定着させたケースです。夜勤は「16時間夜勤」と「13時間夜勤」選択制を導入し、3年かけて看護職の8割が13時間夜勤を選ぶ体制をつくりあげました。基本シフトは、16時間夜勤の場合は「月4回＋日勤」、13時間夜勤の場合は「月4回＋長日勤4回（または遅日勤4回＋日勤）」というパターンで、この場合は、夜勤は20：00～9：00、長日勤は8：30～20：30としました。

　この病院では、経営戦略として13時間夜勤の定着化を図り、長日勤も遅日勤も日勤終了時間の17：30以降の勤務に特別手当をつけて、夜勤手当減収分を補てんし、16時間夜勤と同額としました。新人を13時間夜勤からスタートさせたのも、13時間夜勤の定着に寄与しました。

(3)　**夜勤免除は一定の条件を付けることで「公平感」を担保する**

　看護師の雇用形態は「勤務制限のない常勤」か「勤務制限のあるパート」の二者択一というのが慣例でした。最近は働きやすい職場づくりのためにワーク・ライフ・バランスは避けては通れない課題のため、夜勤免除の「日勤常勤」を導入している病院も増えました。そこで、どのよ

うに「公平感」を担保すべきかを考えてみましょう。

　看護師の求人広告でよく見る「日勤常勤」「日勤専従」のなかには、妊産婦の深夜業の制限（労働基準法第66条3項）、小学校入学前の子を養育する労働者からの請求による深夜業の制限（育児・介護休業法第19条）に基づいた措置のことを表しているケースもあり、必ずしも法律を上まわる独自の免除制度を導入しているとは限りません。

　日勤常勤を認めている病院の多くは、一定の条件をつけることで勤務制限なく働く職員との公平感を担保しています。例えば、看護師全員を対象に夜勤免除を導入しているある病院では、次のような免除の基準を院内ルールとして定めています。

- ・未就学児がいる職員は夜勤免除
- ・就学児童がいる職員は月2回夜勤を行う

　夜勤免除は法律に基づく措置として、夜勤回数の軽減は病院独自の措置として、一定の「公平感」を担保。この病院は育児世代が全看護師の6割を占めており、育児世代の看護師のニーズを満たすさまざまな施策を講ずることで看護配置基準の2〜3割増しの人員を確保しています。

　他にも次のような条件を設けている病院があります。

- ・採用時に希望すれば日勤常勤を認めるが、配置は外来のみに限定
- ・日勤専従を認める代わりに、原則土・日・祝日の出勤を条件とする
- ・50歳以上の看護師を対象に、希望者に日勤常勤を適用する
- ・看護師・准看護師は夜勤を行うことを採用条件とするが、看護補助者は夜勤免除あり

　「夜勤をしない正職員」と「夜勤負担のある正職員」との間の納得感ある処遇の在り方も課題のひとつです。どのような条件なら職員が「公平」と感じるかは職場風土にもよるため、事務部門を交えてよく話し合って検討するとよいでしょう。

11 パートの夜勤専従を採用するときのリスク対策

Q 夜勤帯の人員配置を手厚くするため、夜勤専従者の採用を検討中です。パートの非常勤として夜勤専従者を採用する場合、業務内容や報酬面、健康リスクの問題など、どのように留意すればよいでしょうか。

A 専業で働くのか、副業として働くのかでリスクは異なる

「夜勤専従」とは、夜勤のみに従事する働き方です。雇用形態は一般的にパート・アルバイトなど非常勤として採用するケースが多く、交代制勤務で働く常勤看護師が一定期間限定で夜勤専従勤務を行うケースも見られます。

夜勤専従について労働基準法に規定はなく、交代制勤務に就く常勤職員と同様に、変形労働時間制採用時の1カ月の総枠（30日の月なら171.4時間）を意識することになります。

他方、診療報酬上の夜勤専従者の夜勤時間数については、平成24年度改定で「72時間の概ね2倍以内であること」という上限が廃止されましたが、それ以降も日本看護協会のガイドラインは「上限144時間」を維持しています。そのため、144時間を意識しつつ、本人の希望と人員体制により月10回程度行う職員がいるという病院も少なくありません。

ちなみに、夜勤専従者は「夜勤を含む交代制勤務に従事する看護職員」には当たらないため、月平均夜勤時間数の計算に夜勤専従者は含まれません。

第2章　労働時間管理と夜勤、宿日直の実務

夜勤専従者のWワークは病院のリスク大

　パートの夜勤専従者については、Wワークによる「健康リスク」の問題を無視できません。

　職員が疲労などで仕事の途中に倒れ、負傷や死亡した場合、病院は安全配慮義務違反に問われ、損害賠償責任を負うケースがあります。本業の病院と、アルバイト先の病院のどちらが直接的な原因なのかはっきりしない場合であっても、「共同不法行為」（民法719条1項）に基づき、連帯して責任を負う可能性もあります。

　夜勤専従で働く看護師の中には、平日はA病院で日勤として働いている看護師が、土・日にB病院で16時間勤務の夜勤で働くケースがあります。この看護師が疲労等で倒れて心身に不調を来し、あるいは最悪亡くなってしまったような場合、使用者責任を負う可能性が高いのは、A病院とB病院のどちらでしょうか。明言はできませんが、いくら本人の自主的な行動であっても、この看護師が平日にA病院で働いていることを承知のうえで雇用したB病院が責任を負うリスクが高いことは明らかです。

　夜勤専従勤務を導入する際の労務管理上の留意点をあげておきます。

(1)　健康管理に十分配慮する

　労働安全衛生法に基づく「特定業務従事者の健康診断」（労働安全衛生規則45条）を実施。夜勤専従業務に就く前の健診および6カ月以内ごとに1回の定期健康診断を確実に実施しましょう。

(2)　本人が選択して業務に就く

　交代制勤務の常勤看護師が夜勤専従勤務に就く場合は特にそうですが、夜勤に伴う心身の健康リスクや処遇などを十分に説明し、本人が納得したうえで勤務変更を行うことです。夜勤のできる人員がどんなに不足していても半強制的に夜勤専従をさせることは避けましょう。

(3) 夜勤時間帯の業務整理をする

　パートで夜勤専従者を採用する場合は、担当させる業務の内容を整理しておかないと本人も同僚も混乱します。夜勤メンバーの構成上、夜勤専従者に業務や責任が集中しないように配慮する必要もあります。准看護師、看護補助者との組み合わせのみで他に看護師がいない場合などは問題があります。

(4) 能力・経験を考慮する

　任せる業務にもよりますが、夜勤業務が遂行可能な能力・経験があるかを判断します。部署への異動後間もない、経験年数が浅い、非常勤パートであるほどリスクは大きく、一緒に夜勤に就く同僚の負担になってしまっては専従者を導入する意味がありません。

(5) 院内ルールを明確にする

　希望者を募り、常勤看護師に一定期間、夜勤専従勤務に就いてもらうケースがありますが、その場合も非常勤の夜勤専従者と同様に、ガイドラインの上限144時間を目安とします。そのうえで、夜勤専従勤務の労働時間、休日、処遇（給与等）などを明確にルール化して就業規則に規定します。ただし、月144時間を適用すると、交代制勤務者よりも月の総労働時間が短くなり、休日数が多くなることを看護部内で周知しておくことです。そうでないと「あの人だけ休みが多い」と不満のもとになりますので、夜勤専従という勤務の特殊性を理解してもらう必要があります。

　ある大学病院では、フルタイムの常勤者が夜勤専従勤務に就く場合、基本給を維持したまま月の所定労働時間を144時間以内とし、休日を通常の4週7休から11休に増やし、労使協定においてルール化し、職員に周知している事例もあります。また、フルタイムの常勤者が夜勤専従勤務に就く一定期間に「短時間正職員制度」を適用するケースもあります。

1日2社で就労、割増賃金の支払い義務は誰に？

「労働時間は、事業場を異にする場合においても、労働時間は通算する」（労基法38条1項）とされています。1日のうちに、A社で5時間、B社で4時間働いた場合、労働時間は「1日9時間」とカウントされます。この場合、法定労働時間を超える1時間分の割増賃金の支払い義務があるのは、この労働者と「時間的に後で契約した」事業主です。労働者が他社で働いていることを知っているかどうかが論点ともされますが、通常、夜勤専従者などWワークの場合は他施設での就労状況を確認して雇用しますので、自施設に支払い義務が及ぶ可能性は否定できません。

ただし、副業先の勤務状況の確認は「自己申告」が基本とされているため、職員が申告しなければ表に出ることはありませんし、副業先の労働時間を管理しようとすると、許可制・届出制にするなど、自施設で独自に確認する仕組みをつくる必要があります。第1章9節で取り上げた「兼業許可申請書」のような事項を報告させることで、「労働時間の通算の対象になり得るため副業は認められない」とすることもできます。

12 夜勤・当直・宿日直の違いを理解していますか？

Q 当院では大学病院からの要請で宿日直許可を2024年2月にようやく取得できました。ただ、宿日直について会議などで話していても看護師や事務職の多くがそもそも宿日直と当直、夜勤の区別ができていないようです。どのように説明したらよいでしょうか。

A 許可があれば宿日直は労働時間にカウントしなくてよい

2024年4月から医師にも時間外労働の上限規制が適用されたことに伴い、労働基準監督署における医師の宿日直許可の許可件数も2023年に全国で5,173件、2021年の233件から急増しました（厚労省発表）。これは、医療機関が特例水準（B・C水準）の申請の必要性を判断するうえで宿日直許可の有無で労働時間に大きな差が出ることに加えて、副業・兼業先の医療機関が医師派遣元の大学病院から宿日直許可の取得を要請されたことが主な要因です。

また、宿日直許可については、2019年7月に医師、看護師に関する宿日直許可基準が70年ぶりに改定され、現代の医療に合った内容に見直されました。宿日直許可の許可基準については後述します。

ところで、ご質問のように病院によっては、看護職が交代で行う「夜勤」も、労働基準法の許可が必要な「宿日直」もひっくるめて「当直」と呼んだりしているケースもありますが、分かりやすく以下のように整理できます。

「当直」とは、所定労働時間外に、当番制で、通常労働とは異なる業務を行う勤務形態のことをいい、夜間に行う「宿直勤務」と、休日に行う「日直勤務」があります。これをいわゆる「宿日直」といいます。
　そして、労働基準監督署長の許可（宿日直許可）を受けて行うと労働時間から除外できて、許可がなければ労働時間にカウントされます。これを「許可あり宿日直」、「許可なし宿日直」として区別されます。
　「夜勤」は、所定労働時間内で、看護師が交代制勤務で行っている夜間勤務のことをいいます。

宿日直許可の許可基準の重要な「勤務の態様」
　医師の宿日直について労働基準法第41条第3号の規定に基づく許可を受ける場合には、「断続的な宿直又は日直勤務の許可基準」に加えて、「医師、看護師等の宿日直許可基準について」（令和元年7月1日基発0701第8号労働基準局長通達）の基準（**図表11**）を満たす必要があります。
　許可要件のなかで最も重要なのが(3)(4)の「勤務の態様」です。「軽度で短時間の業務なのか」、「急患対応の業務内容と対応時間はどれくらいなのか」が厳格に問われます。救急対応でも対象業務が「特殊の措置を必要としない軽度の又は短時間の業務」であれば、二次救急以上の病院でも許可される場合があります。
　たとえば、ICUを対象に許可を取得した二次救急病院（350床）の当直医の業務です。
・1日1回、看護師が実施した投薬等の記録をチェックし、主治医の指示どおりの措置がなされていることを確認する「処置確認」（約2分）
・月1回程度、看護師から呼び出しを受け、急変患者の容態を確認し、主治医または専門医に連絡を取るか否かの判断のみを行う「呼出対応」（約20分）
・休日・夜間の急患には夜勤医が対応し、宿日直勤務医による対応はなし。

図表11　医師、看護師等の宿日直許可基準について

---

(1) 通常の勤務時間の拘束から完全に解放された後のものであること
　　※始業・終業時刻に密着して行う短時間（4時間未満）の日直業務は許可対象外
(2) 夜間に十分な睡眠がとり得ること
　　※ベッド・寝具など睡眠が可能な設備がある
(3) 宿日直中に従事する業務は、通常業務とは異なる、軽度または短時間の業務であること
(4) 救急患者の診察等通常業務と同態様の業務が発生することはあっても、まれである
(5) 宿日直の回数が、原則として宿直は週1回、日直は月1回以内であること
(6) 宿日直手当の額が同種の業務に従事する労働者の1人1日平均額の3分の1以上であること

(3)(4)の勤務態様について、具体的には以下のとおり。
・医師が、少数の要注意患者の状態の変動に対応するため、問診等による診察等（軽度の処置を含む）や、看護師等に対する指示、確認を行うこと
・医師が、外来患者の来院が通常想定されない休日・夜間（例えば非輪番日など）において、少数の軽症の外来患者や、かかりつけ患者の状態の変動に対応するため、問診等による診察等や、看護師等に対する指示、確認を行うこと

　宿日直中に、通常勤務と同態様の業務（例えば、突発的な事故による応急患者の診療または入院、患者の死亡、出産等への対応）がまれにあったとしても、一般的にみて、常態としてほとんど労働することがない勤務と認められれば、宿日直の許可は可能である。

　宿日直の許可は、一つの病院、診療所等において、所属診療科、職種、時間帯、業務の種類等を限って与えることができる。

※断続的な宿日直の一般的許可基準（昭和22年発基17号）と「医師、看護師等の宿日直許可基準について」（令和元年基発0701第8号）をまとめて整理したもの

　また、別の二次救急病院（380床）では。
・輪番日に最大2人の救急患者を受け入れ。輪番日には医師2人、非輪番日には医師1人が宿直。
・病棟を回診し、45人程度の要注意患者を目視確認し、回診結果をデータ入力（約40分）。睡眠中の患者が多く回診時間はわずか。宿直日の夕食（約10分）、朝食（約5分）を検食。
・救急患者の受入時の診察等に月平均7件程度。二次救急の輪番日に新規患者の受け入れの際は約2時間程度要するが、通常の救急外来

で通院歴のある患者の受け入れの際は約1時間。入院患者の急変や死亡対応が月平均3件程度（1件、約1時間）。

宿日直の「回数」の原則

宿直は週1回、日直は月1回以内が原則です。例外として、対象者全員を宿日直に従事させてもなお人員不足で、かつ勤務の労働密度が薄い場合には基準の回数を超えても許可される場合があります。

例えば、地方の内科・リハビリテーション病院（170床、救急指定なし）において、僻地に所在する等の事情から他の嘱託医の確保が極めて難しく、当該嘱託医の本院での勤務の都合から、土日連続した日直勤務とするほかなく、ほぼ待機業務である日直に限り月2回許可されたケースがあります。

なお、「稼ぎたい」という医師の希望で基準より多く担当させているケースはまず認められませんので改善してください。

宿日直手当の額

宿日直勤務1回についての宿日直手当の最低額は、宿直または日直の勤務に就くことの予定されている医師に支払われている賃金の「1人1日平均額の1／3以上」です。具体的な計算例を次のとおりです。

【計算例】（月額）
医師A　1,300,000円
医師B　1,100,000円
医師C　1,100,000円
医師D　　950,000円

前記医師の宿日直手当額　18,542円以上
［平均　1,112,500円÷20日×1／3］
（1か月平均所定労働日数20日の場合）

13 宿日直許可事例①
非常勤医師の"稼ぎたい"ための上限回数超え克服

> **Q** 当院は田舎にある精神科・内科の病院ですが、都会の大学病院から当直で非常勤の先生に来てもらっています。土曜日の夕方から勤務して宿直、日曜の日直・宿直と続けて月曜日の朝までの連続勤務ですが、宿日直許可は取れるでしょうか。

> **A** 一時的な上限超えなら適正化した「予定表」を併せて提出

　この事例は、筆者の顧問先の1つのA病院（精神科・内科。397床）のケースです。A病院で宿日直を行っているのは、医師30名（常勤8名・非常勤22名）のうち、常勤は病院長1名のみで、あとは非常勤14名がシフトで行い、大学病院の非常勤医師への依存度が高いのが特徴です。宿日直勤務は典型的な"寝当直"であるため、勤務態様そのものは許可要件に適うと確信していたのですが、宿日直の回数上限（宿直は週1回、日直は月1回）を超えていることが気がかりでした。

　労働基準監督署に提出した申請書類（**図表12**）のなかで、宿日直の回数に係る確認書類として提出したのが④⑤⑥の3つ。宿日直許可の申請ラッシュの昨今（申請当時）、確認書類として求められるのは直近1か月分だけというケースが多くなっています。

　宿日直を大学病院等の非常勤医師に依頼する場合によくあるのが、土曜日の宿直→日曜日の日直→日曜日の宿直と続ける連続勤務です。A病院の場合は35時間勤務（当直手当20万円）ですが、「稼ぎたい」医師と、「高額を払ってでも来てもらいたい」病院のWin-Winの関係で成り立っています。しかし、この連続当直が回数上限を守るためのネックとなり

図表12　A病院の宿日直許可申請書類

断続的な宿直又は日直勤務許可申請書類一式
（正本2部提出）

■申請書
①断続的な宿直又は日直勤務許可申請書（様式第10号）
②断続的宿日直勤務許可申請添付書類（様式許6-2）

■勤務態様・勤務回数に係る確認書類
③医師名簿（常勤・非常勤）
④医師勤務表（2023年2月分）
⑤医師等勤務予定表（2023年4月分）
⑥医師の宿日直勤務に係る補足事項
⑦当直日誌（2023年2月分）
⑧医師の宿日直中の対応業務及び対応時間集計表（2023年2月分）

■宿日直手当・賃金に係る確認書類
⑨非常勤医師報酬額等のお知らせ（宿日直担当医師分）
⑩賃金台帳（宿日直担当医師分）

■その他の添付書類
⑪病院平面図・定期巡回経路
⑫宿直室（2部屋）の写真
⑬タイムカードの写し（宿日直担当医師の2月分）
⑭職員就業規則の写し

やすいのです。

　1週間とは、就業規則に定めていなければ「日曜日から土曜日まで」をいい、土曜日の宿直と日曜日の宿直は「別の週」にカウントされるため「週1回」の原則は守ることができます。ただし、土日当直の前後6

日以内に宿直を行うと「週2回」となって上限を超えます。A病院では、基本的に回数上限を厳守しているのですが、ここ数か月間は医師の希望や人員調整の都合がつかず、一部の医師について上限回数を超える状況が発生していました。この状況はほかの月でも発生しており、なかには祝日の関係で日直が「月3回」になった医師もいました。

たとえば、**図表13**にあるように、2月は4名の医師が回数上限を超えています。

S医師（毎週水曜日の宿直担当）は、2月4日（土）・5日（日）の連続当直により、T医師（毎週木曜日の宿直担当）は、2月18日（土）・19日（日）の連続当直により、それぞれ宿直の回数上限を超えています。

さらに、通常は「日勤」としている土曜日が祝日にあたる場合は「日直」として取り扱っているため、I医師とK医師については2月11日（土）・12日（日）の当直により日直が2回となってしまったものです。

許可申請に向けて事態改善のため、人員体制を再整備してもらい、土日連続当直を行う場合は前後1週間に宿直を入れないこと、土曜日が祝日でも日直ではなく日勤と扱うこと等を徹底し、4月以降は上限回数を超えない勤務体制に適正化しました。また、どうしても人員調整がつかない場合は、まだ30代の病院長（労働基準法第41条2号の管理監督者のため宿日直許可は不要）が非常時は当直に入り、柔軟に対応することとしました。

このようなケースの場合、問題となった月の勤務表と改善した勤務予定を併せて提出すれば認めてもらえます。それに加えて、上限超えの経緯と適正化の内容等を説明した「⑥医師の宿日直勤務に係る補足事項（申立書）」を併せて提出しました。

宿日直中の対応業務、対応時間の集計表を独自に作成して提出

宿日直許可の申請書類の中で最も重要なのが「勤務態様」の実態を証明する書類です。通常、当直日誌と電子カルテのログ記録の提出を求められますが、当直日誌では対応時間が把握できません。電子カルテのロ

第2章 労働時間管理と夜勤、宿日直の実務

図表13　A病院の医師勤務表（2023年2月分）

医師名	1水	2木	3金	4土	5日	6月	7火	8水	9木	10金	11土	12日	13月	14火	15水	16木	17金	18土	19日	20月	21火	22水	23木	24金	25土	26日	27月	28火
Y先生	○		●							●							●							●				
I先生	◎						○							○							○						○	○
SJ先生		△					◎							◎							◎							◎
OD先生	△	△						△	△						△	△						△						
S先生	◎							◎							◎							◎						
F先生	○							○							○								◎					
SH先生	△							△							△							△						
IT先生		○							○								○											
T先生		◎			■●				◎			■●				◎			■●						●	■●		
YH先生																												
H先生				●							■●							●										
O先生				■●							■●							■●							■●	■●		
N先生						◎																			◎			
K先生											■●	■●																
IN先生				○									○					○									○	
IT先生													●														●	
YN先生																				○								
M先生																				●								
OY先生																												
TT先生																												
KM先生																		○							○			

通常勤務　：○日勤　△半日日勤　◎日勤＋宿直（平日・土曜）　■日直＋宿直（日祝）
宿日直勤務：●宿直
（補足）◎は土曜日が祝日の場合は「日直＋宿直」としていたが、4月以降は「日勤＋宿直」に改善

グ記録も、開きっぱなし、治療中断（検査等に回る）による入力忘れ、逆に再開の指示忘れなどがあって、これも適正な時間が読み取れないケースが多々あります。「看護師に依頼して看護記録に記録して申請してくる病院もある」と助言する監督官もいますが、現実的には少々疑問が残ります。

そこで、宿日直中の対応業務、対応時間を独自に表形式にまとめたものを確認資料として提出しましたが（**図表14**）、こうした表を独自に作成して提出しても問題ありません。

なお、申請資料の「⑨非常勤医師報酬額等のお知らせ」とは、雇用契約書に代わるものとして提出した、先生方に宿日直手当等の金額等を通知した書面です。ご多分に漏れずA病院も、医師と雇用契約書を交わしていませんが、宿日直許可申請においては、宿日直手当の金額が解るものであればこうした書面でも認めてもらえます。

第2章 労働時間管理と夜勤、宿日直の実務

図表14 医師の宿日直中の対応業務及び対応時間集計表の例

・宿直勤務（平日）　午後6時～翌7時（翌日が祝日の場合は翌9時まで）
・日直勤務（日祝）　午前9時～午後6時

日	曜	区分		当直医		対応業務（1）		対応業務（2）		対応時間	補足事項
		宿直	日直	内科	精神科	内容	時間(分)	内容	時間(分)	日合計(分)	
1	水	○		S先生	―	定期巡回・隔離病室診察	20	死亡確認1件	10	30	◆対応業務（1）
2	木	○		T先生	―	定期巡回・隔離病室診察	20	なし	0	20	内科[平日]
3	金	○		Y先生	―	定期巡回・隔離病室診察	20	死亡確認1件	10	30	定期巡回　隔離病室診察（約20分）
4	土	○		S先生	―	定期巡回・隔離病室診察	15	死亡確認1件	10	25	
		○		―	H先生	定期巡回・隔離病室診察	15	なし	0	15	内科[土日]
5	日		○	S先生	―	定期巡回・隔離病室診察	15	なし	0	15	定期巡回　隔離病室診察（約15分）
			○	―	H先生	定期巡回・隔離病室診察	15	なし	0	15	※単科に分かれるため時間短縮
		○		S先生	―	定期巡回・隔離病室診察	15	なし	0	15	精神科[土日]
		○		―	H先生	定期巡回・隔離病室診察	15	なし	0	15	定期巡回・隔離病室診察（約15分）
6	月	○		YN先生	―	定期巡回・隔離病室診察	20	入院患者対応4件	60	80	
7	火	○		SJ先生	―	定期巡回・隔離病室診察	20	なし	0	20	◆対応業務（2）
8	水	○		S先生	―	定期巡回・隔離病室診察	20	なし	0	20	内科
9	木	○		T先生	―	定期巡回・隔離病室診察	20	なし	0	20	・入院患者対応
10	金	○		Y先生	―	定期巡回・隔離病室診察	20	なし	0	20	（1件約15分）
11	土	○		I先生	―	定期巡回・隔離病室診察	15	死亡確認1件	10	25	・死亡確認
		○		―	K先生	定期巡回・隔離病室診察	15	なし	0	15	（1件約10分）
12	日		○	I先生	―	定期巡回・隔離病室診察	15	なし	0	15	
			○	―	K先生	定期巡回・隔離病室診察	15	なし	0	15	
		○		I先生	―	定期巡回・隔離病室診察	15	なし	0	15	
		○		―	K先生	定期巡回・隔離病室診察	15	なし	0	15	
13	月	○		M先生	―	定期巡回・隔離病室診察	20	入院患者対応3件	45	65	
14	火	○		SJ先生	―	定期巡回・隔離病室診察	20	死亡確認1件	10	30	
15	水	○		S先生	―	定期巡回・隔離病室診察	20	なし	0	20	
16	木	○		T先生	―	定期巡回・隔離病室診察	20	なし	0	20	
17	金	○		Y先生	―	定期巡回・隔離病室診察	20	なし	0	20	
18	土	○		T先生	―	定期巡回・隔離病室診察	15	なし	0	15	
		○		―	N先生	定期巡回・隔離病室診察	15	なし	0	15	
19	日		○	T先生	―	定期巡回・隔離病室診察	15	入院患者対応1件	15	30	
			○	―	N先生	定期巡回・隔離病室診察	15	なし	0	15	
		○		T先生	―	定期巡回・隔離病室診察	15	なし	0	15	
		○		―	N先生	定期巡回・隔離病室診察	15	なし	0	15	
20	月	○		TT先生	―	定期巡回・隔離病室診察	20	なし	0	20	
21	火	○		SJ先生	―	定期巡回・隔離病室診察	20	なし	0	20	
22	水	○		S先生	―	定期巡回・隔離病室診察	20	入院患者対応1件	15	35	
23	木	○		T先生	―	定期巡回・隔離病室診察	20	なし	0	20	
24	金	○		Y先生	―	定期巡回・隔離病室診察	20	死亡確認1件	10	30	
25	土	○		IN先生	―	定期巡回・隔離病室診察	15	なし	0	15	
		○		―	O先生	定期巡回・隔離病室診察	15	なし	0	15	
26	日		○	IN先生	―	定期巡回・隔離病室診察	15	入院患者対応1回	10	25	
			○	―	O先生	定期巡回・隔離病室診察	15	なし	0	15	
		○		IN先生	―	定期巡回・隔離病室診察	15	なし	0	15	
		○		―	O先生	定期巡回・隔離病室診察	15	なし	0	15	
27	月	○		M先生	―	定期巡回・隔離病室診察	20	入院患者対応2件	30	50	
28	火	○		SJ先生	―	定期巡回・隔離病室診察	20	死亡確認1件	10	30	

12時間40分　760　　4時間05分　245　　1005　16時間45分

対応業務（1）　　　　対応業務（2）　　　合計 1人1回平均 約23分
1人1回平均 約17分　1人1回平均 約6分

14 宿日直許可事例②
救急搬送件数年間8,000件の急性期病院の許可事例

Q 当院は救急搬送件数が年間8,000件の急性期病院です。輪番制の当番日が月の3分の1にも及び、内科系の当番日には多いと一晩に20件前後の患者を2、3人の当直医が対応します。こうした状況でも宿日直許可を得ることは可能でしょうか。

A 事務当直日誌が効果大。二次救急の当番日を除いて申請

　この事例は、筆者の顧問先の1つのB病院(急性期。261床)のケースです。年間救急搬送件数が約8,000件の総合病院で、医師は41名在籍していますが、専門外等の理由で実際に宿日直に就く医師は常勤21名、非常勤4名の計25名で担当しています。
　宿日直勤務は、内科系と外科系の2名体制を基本に、当番日の種別によっては外科系2名の3名体制。宿日直中に従事する業務は救急外来対応がほとんどで、診察や検査、症状によりそのまま入院対応となりますが、手術等は当直医ではなくオンコール医師が対応します。死亡確認などの入院患者対応は月に数回あるかないか程度という状況です。
　まず、宿日直中の対応業務と対応時間の集計表(**図表15**)を作成し、労基署に提出しました。1回の宿日直の対応時間が医師1人平均2時間20分(概算)、救急患者が多い当番日は医師1人で5、6時間対応することも珍しくなく、非当番日でも対応時間が医師1人で3時間を超えている日も多いのが実情です。また、事前に労基署に相談してこの病院の当番日はまず許可が下りないことは承知していました。そこで、当番日のなかでも対応件数が多い「夜間二次内科」、「夜間外科の整形外科」、「休

第2章 労働時間管理と夜勤、宿日直の実務

図表15 宿日直中の対応業務及び対応時間集計表の例

◆ 当番日の種別 ①夜間外科(初期・後方) ②夜間外科(後方) ③夜間二次内科 ④休日二次(内科・外科・整形外科)
※太枠の当番日は許可申請から除外

日	曜	当番日	区分		当直医		(1)救急外来対応					(2)入院患者対応					対応時間合計
			宿直	日直	内科系★非常勤	外科系★非常勤	外来処置人数	診察対応時間	検査対応時間	小計	入院処置人数	入院対応時間	検査対応時間	小計	死亡対応件数	その他対応件数	小計	
								15	5	分		30	5	分	15	0	分	分
1	日	-		○	A(循環器)		11 →	165	55	220	2 →	60	10	70	0	0	0	290
				○		B(外科)	0 →	0	0	0	2 →	60	10	70	0	0	0	70
			○		A(循環器)		5 →	75	25	100	2 →	60	10	70	0	0	0	170
			○			B(外科)	1 →	15	5	20	1 →	30	5	35	0	0	0	55
2	月	-	○		C(外科)		8 →	120	40	160	2 →	60	10	70	0	0	0	230
			○			D(整形)	4 →	60	20	80	0 →	0	0	0	0	0	0	80
3	火	-	○		E(消化器)		3 →	45	15	60	1 →	30	5	35	0	0	0	95
			○			F(外科)	0 →	0	0	0	0 →	0	0	0	0	0	0	0
4	水	③	○		G(消化器)		7 →	105	35	140	2 →	60	10	70	0	0	0	210
			○			H(整形)	3 →	45	15	60	0 →	0	0	0	0	0	0	60
5	木	①			不在		0 →	0	0	0	0 →	0	0	0	0	0	0	0
		①	○			I(外科)	10 →	150	50	200	0 →	0	0	0	0	0	0	200
		①	○			J(整形)	8 →	120	40	160	3 →	90	15	105	0	0	0	265
6	金	-	○		K(外科)		1 →	15	5	20	2 →	60	10	70	0	0	0	90
			○			L(脳神経外)	1 →	15	5	20	3 →	90	15	105	0	0	0	125
7	土	-		日勤扱い	M(消化器)													
						D(整形)												
			○		M(消化器)		1 →	15	5	20	3 →	90	15	105	0	0	0	125
			○			D(整形)	9 →	135	45	180	0 →	0	0	0	0	0	0	180
8	日	-		○	N(消化器)		2 →	30	10	40	3 →	90	15	105	0	0	0	145
				○		O(外科)	5 →	75	25	100	0 →	0	0	0	0	0	0	100
				○		P(整形)	2 →	30	10	40	2 →	60	10	70	0	0	0	110
			○		N(消化器)		10 →	150	50	200	2 →	60	10	70	0	0	0	270
		①	○			O(外科)	4 →	60	20	80	1 →	30	5	35	0	0	0	115
		①	○			P(整形)	17 →	255	85	340	0 →	0	0	0	0	0	0	340

(省略)

27	金	③	○		M(消化器)		7 →	105	35	140	4 →	120	20	140	0	0	0	280
			○			L(脳神経外)	5 →	75	25	100	3 →	90	15	105	0	0	0	205
28	土	-		日勤扱い	E(消化器)													
						T(泌尿器)												
			○		E(消化器)		8 →	120	40	160	1 →	30	5	35	0	1	15	210
			○			T(泌尿器)	3 →	45	15	60	1 →	30	5	35	0	0	0	95
29	日	④	④	○	U★		10 →	150	50	200	6 →	180	30	210	0	0	0	410
		④		○		I(外科)	1 →	15	5	20	1 →	30	5	35	0	0	0	55
		④		○		H(整形)	4 →	60	20	80	2 →	60	10	70	0	0	0	150
			○		U★		5 →	75	25	100	0 →	0	0	0	0	0	0	100
			○			H(整形)	6 →	90	30	120	0 →	0	0	0	0	0	0	120
30	月	-	○		C(外科)		8 →	120	40	160	1 →	30	5	35	0	0	0	195
			○			B(外科)	6 →	90	30	120	0 →	0	0	0	0	0	0	120
31	木				不在		0 →	0	0	0	0 →	0	0	0	0	0	0	0
		①	○			W(外科)	5 →	75	25	100	2 →	60	10	70	0	0	0	135
		①	○			P(整形)	9 →	135	45	180	2 →	60	10	70	0	0	0	250
			63	14	回		383	5745	1915	7660	90	2700	450	3150	1	0	15	10825
			77		回(延べ数)		件	分	分	分	件	分	分	分	件	件	分	180:25

宿日直1人1回あたりの平均対応時間 2時間20分 (太枠の当番日を除外すると平均2時間) **2:20**

日二次の内科」（表中太枠）を申請対象から除外し、2023年12月に管轄の労働基準監督署に申請した結果が下記のとおりです。

・12月6日（水）
　労基署の窓口で申請。その場で勤務状況や資料内容等の詳細を説明
・12月12日（火）
　監督官1名が来院し、実地調査。申請内容の確認と、医師2名にヒアリング。当直室の状況を確認。
・12月14日（木）
　労基署より申請許可の連絡。翌15日に労基署の窓口で許可書を受領。

　申請から実地調査を経てわずか8日で許可が下りたわけですが、当番日の一部を除いて申請したことはもちろんですが、医師が対応した時間帯の分布を図表化して待機時間（睡眠等）を可視化したこともスピーディーな許可につながったものと思われます。
　なお、対象外とした当番日については、夜勤扱いとして残業代を含めた相応の賃金を支給することと、労働時間の通算の問題は残りますが、新たに非常勤を採用する方向で検討しています。

「どれだけ睡眠がとれているか」を可視化した分布表を作成
　申請書類のなかで最も重要なのは、宿日直中に従事した業務内容、業務内容ごとの対応時間がわかる資料、つまり「勤務の態様」を可視化した書類です。医師当直日誌や電子カルテのログ記録だけでは対応時間等が把握できないため、患者の受付時間と救急件数、入院患者の対応時間と件数の実態が把握できる事務当直日誌と一部医師へのヒアリングをもとに作成したものです。救急外来対応は、平均して診療対応1件20分、入院対応1件35分（共に検査指示は5分）と算定して集計しました。検査科などコメディカルも当直体制をとり完全分業制のため、医師が直接検査を行うことはありません。

ただ、このデータだけでは１人の医師が対応する時間数の多さだけが際立ってしまい、どれだけ睡眠がとれているか（待機時間があるか）という実態が見えません。当直医が宿日直中に対応した業務の時間数以上に重要なのが「６時間以上の連続した睡眠」が平均してとれているかという休息要件です。それを可視化するために、どの時間帯に対応しているかの分布を示した資料の補完資料として作成しました（**図表16**）。

　これを見ると、非当番日で対応時間が２、３時間を超えていても、連続した待機時間が８時間以上という日もあり、整形外科を除く外科系は連続した待機時間が10時間以上ある日も複数日あります。この表については労基署でも「非常にわかりやすい」という反応でしたし、宿日直許可をあきらめていた事務長や病院長も分布表を見て、「けっこう休めているんだな」と、自院の宿日直勤務の実態を知る機会にもなりました。

　また、この表については、労基署の実地調査の前に、副院長や数名の医師にも確認してもらい、待機時間がすべて睡眠時間ではないが、おおむね実態に近いという評価を得ていたため、実地調査での医師へのヒアリングの際にも、監督官に矛盾を指摘されることはありませんでした。

労基署により判断基準が異なる「ブラックボックス」

　宿日直許可は「労基署により判断基準が異なる」ことは否定できません。睡眠時間をとっても、同じ県内のＡ労基署では「継続した６時間以上の睡眠がとれているか」、Ｂ労基署では「睡眠時間は断続時間を含めて約６〜７時間」、Ｃ労基署では「12時間の宿直のうち200分までの業務は可、残り500分の睡眠がとれれば可」と言われたケースもあります。

　申請から許可までの期間についても労基署の人員体制により異なったりします。今回は８日で許可が下りましたが、別の労基署に申請した精神科病院の許可事例（前節事例①）は、担当監督官が１人ということもあり、許可が下りたのは申請から57日後でした。

図表16 [宿直] 時間帯における診療等対応時間と待機時間の分布の例

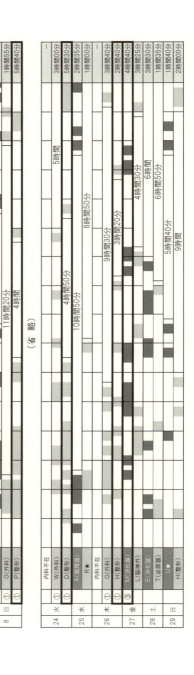

— 82 —

第2章　労働時間管理と夜勤、宿日直の実務

図表17　[日直] 時間帯における診療等対応時間と待機時間の分布の例

■ 内科系診療等対応　　■ 外科系診療等対応
◆ 当番日の種別／①夜間外科系(初期・後方)　②夜間外科系(後方)　③夜間二次内科　④休日二次(内科・外科・整形外科)
　当番日の種別：受付時間から平均20分後を診療開始時間として設定
　当直医　★非常勤
（日祝）9:00～18:00

日	曜日	当番日	当直医 ★非常勤	9:00-10:00	10:00-11:00	11:00-12:00	12:00-13:00	13:00-14:00	14:00-15:00	15:00-16:00	16:00-17:00	17:00-18:00	診療対応時間
1	日		A(循環器)										4時間50分
			B(外科)										1時間10分
8	日		N(消化器)										2時間25分
			O(外科)										1時間40分
			P(整形)										1時間50分
9	月祝		A(循環器)										4時間20分
			J(整形)										3時間25分
15	日		X★										1時間20分
			W(外科)										20分
22	日		U★										1時間40分
			V(脳外科)										40分
29	日	④	U★										6時間50分
		④	I(外科)										55分
			H(整形)										2時間30分

□ は許可申請から除外

― 83 ―

15 医師の勤務負担を軽減する勤務間インターバルとは

> **Q** 2024年4月から医師にも時間外労働の上限規制が適用され、B・C水準の指定を受けた病院では勤務間インターバル・代償休息の確保が義務付けられました。A水準の当院も努力義務が課されていますが、制度内容についてあらためて知りたい。

> **A** 宿日直許可の有無により2通りの連続勤務時間制限

　勤務間インターバル制度とは、終業時刻から次の始業時刻の間に、一定時間以上の休息時間（インターバル時間）を確保する仕組みをいいます。2024年4月から施行された勤務間インターバル規制は、2019年4月に施行された働き方改革関連法で努力義務化された「勤務間インターバル制度」とは区別され、B・連携B・C水準の特例水準の適用を受ける医師を対象に、追加的健康確保措置として義務化されたものです。医療法第110条（A水準を対象に努力義務）及び第123条（特例水準を対象に義務）に位置づけられ、以下の2通りが設けられています（**図表18**）。

(1) **通常の日勤及び宿日直許可のある宿日直に従事させる場合**
　始業から24時間以内に9時間の連続した休息時間
　　（15時間の連続勤務時間制限）

(2) **宿日直許可のない宿日直に従事させる場合**
　始業から46時間以内に18時間の連続した休息時間
　　（28時間の連続勤務時間制限）

第2章 労働時間管理と夜勤、宿日直の実務

図表18

(1) 事前に予定されている始業（所定始始業時刻）が午前8時、終業が午後11時の医師

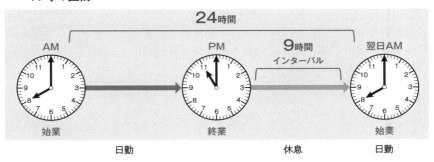

(2) 事前に予定されている始業（所定始業時刻）が午前8時、終業が翌日午後0時の医師

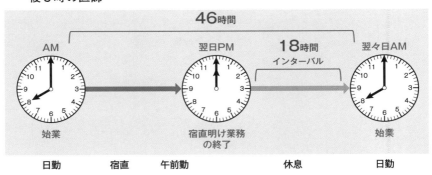

　休息を確実に確保するため、9時間または18時間の連続した休息時間は、事前に勤務シフトを作成する際に確保することが要件とされています。また、勤務シフトで予定された9時間または18時間の連続した休息時間中に急患対応等により働いた場合には、働いた時間に相当する休息時間（代償休息）を事後的に（原則対象となる労働時間が発生した日の属する月の翌月末までに）付与することが併せて義務付けられました。ただし、C-1水準が適用される臨床研修医には別途適用されます。

図表19

【代償休息】
　事前に予定されている始業（所定始業時刻）が午前８時、終業が午後11時の医師
　勤務間インターバル中に３時間の緊急対応が発生したケース。この緊急業務の３時間分の代償休息は、翌月末までに、勤務間インターバル以外の時間帯に付与する必要がある

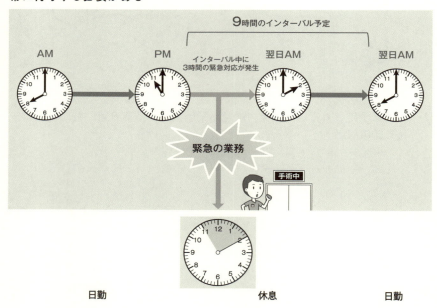

宿日直許可の有無と勤務間インターバル・代償休息の関係

　医師に適用される勤務間インターバルは、「宿日直許可を得た宿日直」に従事する場合と、「宿日直許可のない宿日直」に従事する場合とでインターバルの取り扱いが異なります。
　宿日直許可を得た宿日直（労働時間に換算されない）に連続して９時間以上従事する場合は、９時間の連続した休息時間（インターバル時間）が確保されたものとみなされます。この休息を確実に確保するため、９時間または18時間の連続した休息時間は、所定労働時間として事前に勤

務シフトで予定されたものである必要があり、代償休息を付与すること
を前提として勤務シフトを組むことは認められません。ただし、個人の
医師が連続して15時間を超える手術が予定されているような場合は、代
償休息の付与を前提とした運用が認められます。

代償休息の付与方法とオンコール待機時間の留意点

　代償休息の付与の仕方とオンコール中の勤務間インターバルの確保に
ついて、「医師の働き方改革に関するFAQ」（2023年6月7日ver.）を参
考に補足しておきます（**図表19**）。
　代償休息については次のように整理されます。
- 「分単位」で付与することも可能。ただし、15分や30分、1時間単
  位で切り上げて付与する等が望ましい。
- 有給での付与は義務付けられていない。
- 医師の同意により年次有給休暇を代償休暇にあてることも可能。
- 原則として、勤務間インターバル中に労働が発生した日の属する月
  の翌月末日までに付与する。

　また、オンコール待機時間を勤務間インターバルとして取扱うことや、
代償休息として充当することも可能とされています。ただし、呼び出し
の頻度やオンコール待機中の活動がどの程度制限されているか等を踏ま
え、オンコール待機時間が労働時間に該当するか否かが個別具体的に判
断されるため各施設で十分に検討する必要があります。

勤務間インターバルと面接指導が保健所の立入検査の対象に

　勤務間インターバル・代償休息と医療法に基づく面接指導の追加的健
康確保措置については、医療法25条1項の規定に基づく保健所による立
入検査の検査項目に追加されました。勤務間インターバル・代償休息に
ついてはB・C水準の医療機関が対象ですが、面接指導は全医療機関が
対象となるので留意する必要があります（**図表20**）。
　なお、筆者の顧問先の急性期病院（B水準・C-1水準）は、2024年

図表20　立入検査項目と提示が求められる資料の一覧

項　目	概要・提示資料	対　象
1．面接指導の実施 医療法第108条第1項	【概要】 時間外・休日労働が月100時間以上となることが見込まれる医師（面接指導対象医師）に対して、医療法上の面接指導が実施されていることを確認。 【提示資料】 ・直近1年間における月別の時間外・休日労働時間数が100時間以上となった医師の一覧 ・長時間労働医師面接指導結果及び意見書 ・面接指導実施医師養成講習会の修了証書	全医療機関
2．就業上の措置 （時間外・休日労働月100時間以上見込み） 医療法第108条第5項	【概要】 面接指導対象医師に対する面接指導実施後、必要に応じて、労働時間の短縮、宿直の回数の現象その他の適切な措置（就業上の措置）を講じていることを確認。 【提示資料】 ・直近1年間における月別の時間外・休日労働時間数が100時間以上となった医師の一覧（※1と同様） ・措置の要否や措置の内容について記載された記録	全医療機関
3．就業上の措置 （時間外・休日労働月155時間以上見込み） 医療法第108条第6項	【概要】 時間外・休日労働が月155時間超となった医師について、労働時間の短縮のために必要な措置を講じていることを確認。 【提示資料】 ・直近1年間における月別の時間外・休日労働時間数が155時間超となった医師の一覧 ・労働時間短縮のための必要な措置の内容について記載された記録	全医療機関
4．勤務間インターバル・代償休息 医療法第123条第1項及び第2項	【概要】 特定労務管理対象機関に勤務する特例水準の業務に従事する医師（特定対象医師）に対し、勤務間インターバルや代償休息が確保されていることを確認。 【提示資料】 ・特定対象医師の名簿 ・直近1年間のうち任意の1カ月分の勤務予定及び勤務時間の実績等の勤務状況がわかる資料	特定労務管理対象機関

※特定労務管理対象機関…都道府県よりB・連携B・C水準の特例水準の指定を受けた医療機関

　9月に保健所の立入検査が実施されましたが、追加的健康確保措置の履行状況については初回ということもあり、宿日直許可の有無の把握ができているか、100時間超えの医師に対する事前に面談等あれば（超える前に把握）ができているかといった簡単な確認にとどまりました。
　特例水準の指定を受けた病院（特定労務管理対象機関）については、今後予定されている、特例水準の評価受審の評価項目の履行状況の調査を目的とした医療機関勤務環境評価センターによる訪問調査への対応に備える必要があるでしょう。

第 3 章

休日・有給休暇、育児休業等の実務

1 休日出勤の事務処理を適切に行っていますか？

Q 4週8休の変形労働時間制で勤務する看護職について、人員不足で未消化の休日を買い上げていますが問題はあるでしょうか。また、4週8休のシフト勤務の休日出勤をどのように処理するのが適正でしょうか。

A 「休日は休む」職場環境に変えなければ人材は定着しない

　休日出勤をした場合は、休日を他の日に振り替えるか、代休を与えることが最優先です。それでも業務の都合上、他の日にも休めなかった場合に、休日出勤した分の賃金を支給します。「休日を買い上げる」のは、どうしても休めなかった結果の処理方法と考えてください。
　休日は、「毎週少なくとも1回」または「4週間を通じ4日以上」(変形休日制) を与えなければいけません (労働基準法35条)。これを「法定休日」というのに対し、法定休日以外に病院が職員に与える労働契約上の休日のことを、「所定休日」(法定外休日) といいます。休日出勤した場合に休日割増 (35%以上) の支払い義務が生じるのは、「週1回」の法定休日を与えられなかった場合であって、「週1回」の休日が確保されていれば休日割増の支払いは必要ありません。

法定休日を特定していない場合の事務処理

　一般的な週休2日制で日曜日を法定休日としている場合に、土曜日は休めても日曜日に出勤した場合は休日割増の支払いが必要です。ただ、労働基準法で法定休日の特定までは求めておらず、法定休日を就業規則

に規定している事業場は多くありません。しかし、法定休日の勤務と所定休日の勤務を区別して割増賃金を支払うこととしている場合は、法定休日を就業規則で特定しておくべきです。特定していないと残業代の計算で苦労します。

　法定休日を定めていない場合の事務処理については、暦週単位（日曜日からの１週間）で土日とも勤務した場合、その週において「後順」に位置する「土曜日」の勤務が法定休日労働となります。そのため、日曜日を法定休日とする場合は、日曜日が「後順」となる月曜日からの１週間とするほうがよいでしょう。他方、４週８休のシフト勤務で働く看護職に休日出勤をさせた場合は、「４週４日の休日が確保されなくなるときは、その休日以後の休日労働は法定休日労働となる」（昭和63.1.1基発第１号）とされています（図表21）。

「半日休２回で休日１日」という0.5休問題

　病院や介護施設では当たり前のように運用されているのが「0.5休問題」です。ある特別養護老人ホームのケースですが、月の公休日数10日の内訳が、１日の公休９日と半日の公休２日を併せて10日としている運用です。休日とは、暦日の０時から24時までの24時間の休業をいい、法定休日を「半日休」とするのは法令に反して認められません。「４週間で４日以上」の法定休日が確保できていれば、法定外休日であれば半日休とすることも可能ですが、人材の確保と定着に影響を及ぼす可能性があります（図表22）。

　この施設の場合、休日に関する法律の無知もありますが、家庭の事情により職員が半日休を希望したこと、早番、遅番の勤務可能な職員がかぎられるため、シフトのつながり上、どうしても半日休が生じることがあるようです。そうした場合、半日休ではなく「半日年休」を与えれば済むのではないかと思います。人員の補充が困難というならば、半日休の回数をできるだけ少なくなるようシフトを組むなどして、人員の補充に伴い徐々に改善していくのが現実的な対応かもしれません。

図表21　今さら聞けない「休日」の基本ルール【労働基準法35条関係】
◆「休日」は週1日あれば問題ない？

「使用者は、労働者に対して、毎週少なくとも1回、または4週間を通じ4日以上の休日を与えなければならない」（労働基準法35条）

◆法律が求める最低限必要な休日を「法定休日」といいます。病院や施設のように夜勤シフトのある職場（多くは変形労働時間制を採用）では、「4週間に4日以上」の休日があれば問題ありません。
◆ただし、週40時間という法定労働時間の規制があるため、週休2日制のように法定より多くの休日を設けるのが一般的です。この就業規則などで定めた休日を「所定休日」（法定外休日）といいます。

◆事務部門　　　　土・日のどちらかが法定休日（就業規則で定めていない場合は通常土曜日）

1	2	3	4	5	6	7	8	9	10	11	12	13	14	15	16	17	18	19	20	21	22	23	24	25	26	27	28	29	30
土	日	月	火	水	木	金	土	日	月	火	水	木	金	土	日	月	火	水	木	金	土	日	月	火	水	木	金	土	日
定	定	○	○	○	○	○	定	定	○	○	○	○	○	定	定	○	○	○	○	○	定	定	○	○	○	○	○	定	定

※土日両方とも出勤すると「法定休日を確保できていない」状態となり、どちらか一方に休日割増が発生する。この場合、暦週単位で見て後順の土曜日が法定休日となる

◆看護・介護部門

1	2	3	4	5	6	7	8	9	10	11	12	13	14	15	16	17	18	19	20	21	22	23	24	25	26	27	28	29	30
土	日	月	火	水	木	金	土	日	月	火	水	木	金	土	日	月	火	水	木	金	土	日	月	火	水	木	金	土	日
／	定	定	早	○	○	定	／	／	定	○	早	○	○	定	遅	／	／	定	○	○	定	定	○	遅	定	定	早	遅	／

　　　　　　　　　　　　法定外休日　　　　　　　　　　　　　　　　　　　　法定休日

※22日までの休日に全て勤務すると残る休日は3日間だけになり「4週4日」の法定休日が確保できない状態になる。この場合、22日が法定休日労働に

第3章　休日・有給休暇、育児休業等の実務

図表22

◆「休日」は暦日の 24 時間をいいます

「休日とは、暦日の午前 0 時から午後 12 時までの休業をいう」
（昭 23.4.5 基発 535 号）

◆午前 0 時からの 24 時間の休業を休日と法律で決められています。8 時間 3 交替勤務の工場などでは例外も認められていますが、医療・介護の職場では認められていません。ですから、夜勤明けの日を休日としてカウントするのは当然ながら認められません。

「明け」を公休日としたり、公休日を「半日」（半日休）でシフトを組むのは本来ＮＧ！

1	2	3	4	5	6	7	8	9	10	11	12	13	14	15	16	17	18	19	20	21	22	23	24	25	26	27	28	29	30
土	日	月	火	水	木	金	土	日	月	火	水	木	金	土	日	月	火	水	木	金	土	日	月	火	水	木	金	土	日
／	定	定	早	○	○	定	／	／	定	○	早	○	定	定	遅	／	／	定	○	○	定	定	○	遅	定	定	早	遅	／

　　　　　　半日休 ↑　　　　　　　　　　半日休 ↑
　　「半日休＋半日休＝休日 1 日」はＮＧ！

法定休日が確保できている限り、「半日休」を設けることは必ずしも違法とはいえませんが、スタッフが納得するか、不公平感はないかなどに配慮する必要があります。

2 土曜午後は休日という「半日公休」の是非

Q 当院の外来は土曜日の12時までシフトによる勤務があり、午後は休日としています。完全週休2日制ではない病院で、人材確保のためにも年間休日数を123日としていますが、法的には土曜日午後の半日公休を除いた96日と表記するべきなのでしょうか。

A 法定休日が確保されていれば「半日公休」も適法だが……

　ある療養病院の看護部長さんから半日公休の取扱い等について相談された事例です。この病院のように、外来で土曜日の午前中勤務があり、午後を休日とし、病院の公休日を「日曜、祝日、土曜午後」と定めているケースは病院やクリニックではよく見られます。土曜日が午前半日勤務の場合に午後を「休日」として、半日公休2回で公休1日分とカウントする。あるいは調剤薬局で散見される、1日の公休を半日ずつ2日に分けて与えるといった運用です。半日の公休の取扱いについては、法的にも人材確保の面からもいくつか課題があります。

1．休日を半日単位で与えることが法的に許されるのか
2．振替休日を半日単位で与えることが法的に許されるのか
3．半日の公休を年間休日数にカウントすることが認められるのか
　この課題について順にみていきましょう。

1．法定外休日なら「半日」も認められる
　前節でも説明しましたが、労働基準法35条にいう休日とは、午前0時

から午後12時までの継続24時間の暦日をいいます。そして、「毎週少なくとも１回の休日を与えなければならい」（法35条１項）、例外として「４週間を通じ４日以上の休日を与えること」（法35条２項）とされ、これを法定休日といいます。

また、休日労働とは、法定休日に労働させる場合のことであり、週１回の休日等のほかに、使用者が休日と定めた日（法定外休日）に労働させる場合は含まない（昭23.12.18基収第3970号）とされます。

法定休日は必ず暦日の１日として与えなければいけませんが、週休２日制の場合に、法定休日が１日確保されていれば、他の休日（法定外休日）は半日単位で与えても法35条違反とはなりません。法定休日が確保されている限り、ある週については公休２日のうち、「公休１日＋半日公休×２日」としても問題ないということになります（**図表23**・Ｂパターン）。

ただし、**図表23**のＡパターンのように、法定休日の問題をクリアしていても、１週40時間の法定労働時間を超えた分は時間外労働となるので25％の割増賃金の支払いが必要になります。

２．法定外休日なら「分割」も認められる

同じ理屈で、法定休日は暦日単位とされているため、振替休日についても半日に分けて分割付与することはできません。他方、法定外休日は暦日で付与しなければならないという制限はないため、半日に分けて振替休日を付与することができます。

したがって、週休２日制で日曜日を法定休日と定められている場合に、法定外休日の土曜日に労働させた場合の取り扱いについては法35条に拘束されないため、休日の土曜日に半日勤務をして、他の平日に半日の振替休日を設定することは法的には問題はありません。ただし、就業規則にその取り扱いを定める必要があります。

３．年間休日数に「半日」はカウントしない

この病院の場合、ホームページや求人情報には年間休日数123日と記

図表23 「半日公休」の運用パターン

【Aパターン】

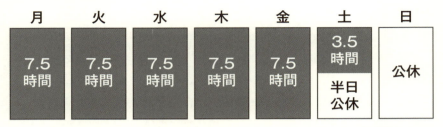

シフト制で土曜日の勤務があるパターン。週1日の法定休日は確保されているが、1週40時間を1時間超えているため、変形労働時間制を適用していない限り、その分は25%の割増賃金が必要

【Bパターン】

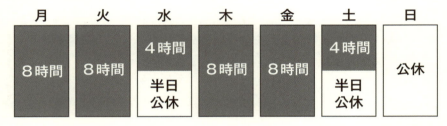

週1日の法定休日は確保されており、他に半日公休が週に2回あり、「週休2日」と表記される。調剤薬局などで散見される勤務パターン

載していますが、土曜日の半日公休を含めての日数なので、それを除くと実質96日となるということになります。年間休日数の計算方法は労働基準法に規定されておらず厳密なルールはありません。ハローワークは暦日1日の休日としてカウントするとしていますが、求人媒体や会社ごとに多少変わってきます。

　Bパターンのような勤務が法違反にならないとはいえ、「週休1日」というのが一般的な感覚です。年間休日数は求人効果に大きく影響しますので、半日の公休を年間休日数に含めると含めないとでは大きな差が生

じるのは確かですが、職員の確保・定着には決してプラスには働きません。

　筆者は、土曜日は午後も含めて通常の日勤と設定し、他の日に丸1日の休日を付与して休日を増やすなど、4週7休程度の設定にして年間休日数を108日～110日くらいまで引き上げることを検討してみてはどうかと提案しました。場合によっては、ニーズの高い土曜日午後の外来診療（特例時間外加算の対象）を行うことまで含めて。

業務上の必要が生じても半日公休は安易に運用すべきではない
　公休の半日単位の付与は、業務上の都合や勤務表の調整の都合でやむを得ず発生するケースが多いのですが、職員が「半日の休みがほしい」と望むケースもあります。
　前節で触れた特別養護老人ホームのケースは、介護職員のある月の公休日数10日の内訳が「1日の公休9日＋半日の公休2日」という運用をしています。他のスタッフは1日の公休が10日あるのですが、この職員は家庭の事情により半日休を希望したものです。それだけでなく、早番や遅番の勤務ができる職員が限られており、シフトのつながり上、半日公休が生じることがあるようです。どうやら「半日年休」がなかった頃の名残のようなのですが、職員が半日公休を希望しても、運用している半日年休を利用してもらうことが優先です。人手の問題などでやむを得ない場合であっても、半日公休はあくまでも例外的な対応とすべきです。

3 混同しやすい「休日の振替」と「代休」の運用方法

Q 当院では、休日出勤をして他の日に休むときは「代休」と呼んでいますが、実のところ「休日の振替」との違いがよくわかりません。特に看護部では代休の処理が病棟によって違っていたり、公休日に代休をあてたりする始末で、運用を統一したいのですが。

A 看護部のようなシフト勤務は「休日の振替」で一本化すべき

「休日の振替」と「代休」をきちんと区別して運用している医療機関はそう多くないように思います。運用方法について結論から先に言うと、看護部のようなシフト勤務は代休は運用せず「休日の振替」で対応する運用が適切といえます。そこでまず、「休日の振替」と「代休」の違いを端的に説明します。

休日の振替
休日（公休日）と勤務日を"事前に"入れ替えること
（休日出勤をする前の措置）

例えば、日曜日と同一週の水曜日を入れ替えた場合に、もともと休日だった日曜日が労働日となるだけなので、その日に働いても休日労働扱いにはならず、休日割増を支払う必要はありません。ただし、振り替えた休日が週をまたがった場合に、休日を振り替えたことでその週の法定労働時間を超えたときは時間外労働に対する割増賃金の支払いが必要です。休日の振替は労働基準法に定められた制度のため、①就業規則等に

規定すること、②振り替える日を事前に指定することなどの要件があります。

代休
実際に休日労働をした後に、その代償として他の日に休ませること
（休日出勤をしたあとの措置）

　後で休日を与えたといっても、休日労働はすでに行われているため、勤務した日が法定休日であれば3割5分の割増部分の支払いは必要です。休日の振替と違い代休は法に規定されていない任意の制度のため、代休を与えるか与えないかは病院が自由に決められますが、制度として運用する場合は、就業規則に規定しておく必要があります。急な欠勤や業務の都合で休日出勤を余儀なくされ、後日休めるときに休む（代わりに休む日が決められない）という場合は、事後の振り替えである「代休」として運用すべきでしょう。

「公休日に代休をあてる」という間違いがなぜ起こるのか
　看護部で散見される「あるある」なのですが、勤務表を作成する時点で公休日に代休や有給休暇をあてる行為です。例えば、筆者の顧問先の病院の1つに精神科病院があり、以前、看護部から上がってきた勤務表を見て事務長と共にとても驚いたことがありました。
　公休日数10日の月に、看護師Aさんの勤務表は「公休5日、代休5日」と処理されていたのです。当たり前ですが、代休は勤務日に与えるもので公休日に代休をあてる余地はありません。公休日に代休をあててしまうと結果的に代休を与えたことにはならず、休日出勤分の賃金未払いがそのまま残る可能性があります。
　なぜこのようなことが起こってしまったのか。当時の看護部長の話では、公休日数10日の月に勤務調整の都合上、公休を9日しか入れられなかったスタッフがいた場合、3カ月以内に代休を入れるのが当院のルー

ルで（就業規則に規定）、翌月に代休を入れる場合、公休日数10日なら「公休9日、代休1日」と表記するのがルールになっている。1日足りない公休日数はさらに翌月以降に入れることになっている。結果的に、年間休日数は帳尻が合い、公休日が減っているわけではない、とのことでした。

　看護部では休日勤務に関して振替休日という発想がなく、すべて代休として処理しているのですが、勤務表の記載方法が独特過ぎて事務部門に混乱をきたしたというのが事の顛末です。

2カ月間で公休日数を調整する方法に見直し

　看護部のように、急な休日出勤をしたわけではなく、勤務表作成の段階で公休日数を調整しているような場合は、休日の振替として運用するのが適当であり、事務部門も混乱しません。また、休日の振替期限については、「できるだけ近接した日」とされてはいるものの、法律上は明確な期限は存在しません（代休はそもそも法律にない制度なので病院で自由に決められる）。ただ、多くの企業は賃金計算の関係上、慣例として1カ月以内に休日を振り替えるようルール化しているだけです。

　結局、勤務表作成の段階で公休日数を調整しているこの病院についても、休日の振替として運用し、公休日数を原則2カ月間で調整する方法に改めることにしました（**図表24**）。

図表24

◆公休日数は原則2か月間で調整する

シフト調整の都合で公休が1日少ない職員には、翌月に1日多く入れる（基本2か月間で調整）。ただし、5月など連休が多い月は3か月の少し長めのスパンで調整するルールとしてもよい。

【公休10日の月】　シフト調整の都合で公休を9日しかあてられなかった

1	2	3	4	5	6	7	8	9	10	11	12	13	14	15	16	17	18	19	20	21	22	23	24	25	26	27	28	29	30
土	日	月	火	水	木	金	土	日	月	火	水	木	金	土	日	月	火	水	木	金	土	日	月	火	水	木	金	土	
／	休	休	早	○	○	休	／	／	休	○	早	○	○	休	遅	／	／	休	休	○	○	○	○	遅	休	休	早	遅	／

【公休10日の月】　翌月に公休を11日与えて調整する

1	2	3	4	5	6	7	8	9	10	11	12	13	14	15	16	17	18	19	20	21	22	23	24	25	26	27	28	29	30
月	火	水	木	金	土	日	月	火	水	木	金	土	日	月	火	水	木	金	土	日	月	火	水	木	金	土	日	月	火
／	休	休	早	○	○	休	／	／	休	休	早	○	○	休	遅	／	／	休	休	○	○	休	○	遅	休	休	早	遅	／

↑ 前月分の振替休日

4 有給休暇の申請期限は何日前まで認められるか

Q 年休の急な申請について、病棟勤務の看護師の場合は特に代替要員確保の問題などもあるため、3日前までの事前申請としたいが、法的に問題はないでしょうか。また、最長で何日前なら許されるでしょうか。

A 守るべき"努力義務"としてなら「3日前」でも許容範囲か

　有給休暇の取得について、「使用者は、有給休暇を労働者の請求する時季に与えなければならない（労働者の時季指定権）。ただし、請求された時季に有給休暇を与えることが事業の正常な運営を妨げる場合においては、他の時季にこれを与えることができる（使用者の時季変更権）」と、時季指定権・時季変更権の関係にあります（労働基準法39条5項）。

　有給休暇の権利は法律上当然に発生しますが、取得は職員の「請求」によります。職員が請求していないのに無理に取得させる必要はありませんが、2019年4月から年5日の取得が義務化されているため、計画年休の実施などで年5日までは事業主が指定して取得させることができます。

　そして、「金曜日に有給休暇を取りたい」という職員の申し出に対して、「その日は忙しいから他の日にしてくれないか」とお願いするというのが時季指定権・時季変更権の関係です。時季変更権を「拒否権」と認識している人もいますが、決してそうではありません。

　しかし、看護配置基準のあるシフト勤務の病棟では、看護職に急に休まれては困ります。急な申請に対しては、人員の状況など病院の実情を本人に説明したうえで、取得時期を変更してもらう必要もあるでしょう。

暦日付与の原則から「前日」までの申請が一般的な考え

　年休の事前申請手続きについて、労働基準法に何ら規定はありません。年休の申請は「3日前までに」というように、申請の期限を設けることも、年休取得を抑制するものでない限り、使用者が独自に定めることができます。

　例えば、事前申請期限について、勤務割の変更ルールを踏まえて「前々日まで（2日前）」との定めを有効としたものがあります（電電公社此花電報電話局事件　昭57.3.18　最高裁判決　労判381号20頁）。一般的には、年休は暦日単位での付与が原則とされているため、遅くとも「前日」までの申請が必要であると解されています。逆に言えば、当日の申請や事後申請を認める義務はありません。

　医療機関では、業務の特性から「3日前」と期限を設けている規定をかなり見ますが、連続10日間や20日間といった長期休暇の取得を突然、申請されるケースも実際にありますので、シフト作りを考慮し、長期休暇の申請期限については「3日以上連続した休暇の取得を希望するときは、原則として1カ月以上前に届け出ること」というような規定をしてもいいのではないでしょうか。

　結局のところ、申請期限自体はあくまで「守るべきルール」という努力義務的なものと考えるべきでしょう。

年休の取得期限「3日前」とした就業規則の規定例

> 「職員は、年次有給休暇を取得しようとするときは、原則として3日前までに、所定の書式により届け出るものとする。ただし、職員が請求した時季に年次有給休暇を取得させることが事業の正常な運営を妨げる場合は、他の時季に取得させることがある。」

5 パートから常勤への変更による年休の付与日数

> **Q** 週3日勤務のパート看護師がフルタイムの常勤に変更するときの有給休暇の付与日数をどう考えればよいでしょうか。逆に、フルタイムの常勤看護師が育児などを理由に週3日勤務のパート職員に変わるときはどうでしょうか。
>
> **Q** 当院の職員の定年は医師を除いて60歳ですが、65歳まで嘱託職員として継続雇用しています。再雇用した職員の有給休暇の日数は、再雇用と同時に新たにカウントするのでしょうか。また、医療法人から系列の社会福祉法人に異動となる場合はどうでしょうか。

> **A** 勤務形態の変更で新たに雇用契約を交わしても継続雇用に変わりなし

　法律上、有給休暇の権利は入職から6カ月継続勤務した時点で発生しますが、この日を「基準日」といいます。病院によっては福利厚生の一環として、入職と同時に10日付与（あるいは5日付与、残り5日を6カ月経過後に付与）するケースもあります。

　ご質問のように、パートの看護師がフルタイムの常勤に登用されて雇用形態が変わったときは、有給休暇が新たに発生する日（フルタイムになった直後の基準日）の勤務形態によって所定労働日数に応じた有給休暇を付与します。仮に年度途中で所定労働日数が変わったとしても、その時点で付与日数を増やすのではなく、直後の基準日において、フルタイム勤務に応じた日数の有給休暇を付与することになります。フルタイ

ムの常勤から週３日勤務のパートに変わったときも考え方は同じです。

　例えば、１月に週４日のパート職員からフルタイムに雇用形態を変更した場合、基準日が４月１日であれば、４月１日にフルタイムに応じた日数を付与すれば事足ります。

　なお、有給休暇の発生要件である「継続勤務年数」については、新しく雇用契約書を交わしても、パート職員として最初に雇い入れた日からの勤続年数となり、その年数に応じた日数を付与します。

定年後に嘱託として再雇用される場合も継続雇用とみなされる

　有給休暇の権利は「継続勤務」が１つの要件です。定年後再雇用して嘱託に身分が切り替わったとしても、有給休暇はそのまま引き継がれます。このことは、正規職員からパート職員や契約社員に身分が切り替わっても同じことです。

　行政解釈（通達）でも、「定年退職による退職者を引き続き嘱託等として再採用している場合（所定の退職手当を支給した場合を含む）は実質的に労働関係が継続しているものと扱う」（昭和63.3.14基発第150号）としています。

　さらに上記通達では、「退職と再採用との間に相当期間が存し、客観的に労働関係が断続していると認められる場合はこの限りではない」ともしていますが、この「相当な期間」について具体的日数は示されていません。

　職員が医療法人に在籍したまま社会福祉法人に異動（出向）する場合は、雇用元は医療法人なので有給休暇は継続します。しかし、その異動が転籍の場合は、雇用元が社会福祉法人に変わるため、有給休暇はリセットされます。ただ、一定の出向期間を経てそのまま転籍するような場合、職員に有利になるように有給休暇を引き継ぐケースが実際にあります。その点は職員に有益である限りまったく問題はありません。

6 入職時期で異なる有給休暇の基準日を統一する

Q 当院は、看護職など中途採用の職員が多く、入職時期もバラバラです。年休付与の基準日を統一することを検討中ですが、職員により有利、不利があるのはやむを得ないことでしょうか。

A 入職時期による不公平感を許容範囲と考えるかどうかによる

　有給休暇の基準日を一律に定めて付与することを「斉一的取扱い」と言いますが、前提条件となるのが、"前倒しで付与する"ことです。
　例えば、4月1日を基準日と定める場合、9月1日に入職した職員は、6カ月継続勤務をすれば翌年3月1日に10日の年休が発生します。基準日を統一し、4月1日に繰り下げての付与（入職から7カ月後の付与）は認められません。有給休暇の斉一的取扱いについては、以下の要件を満たす必要があります（平6.1.4基発1号、平27.3.31基発0331第14）。

---

①斉一的取扱いや分割付与により、法定の基準日以前に付与する場合の年次有給休暇の付与要件である8割出勤の算定は、<u>短縮された期間は全期間出勤したものとみなす</u>こと。
②次年度以降の年次有給休暇の付与日についても、初年度の付与日を法定の基準日から繰り上げた期間と同じ又はそれ以上の期間、<u>法定の基準日より繰り上げる</u>こと。

　しかし、基準日を前倒しで繰り上げるため、入職時期によりどうしても不公平が生じてしまいます。ここをどう考えるかです。

基準日を「年2回」とする緩和策をとるケースも多い

　例えば、4月1日と10月1日の年2回に統一する方法もあります。全職員同一の基準日に統一するよりは、入職時期による不公平感が軽減できます。4月1日から9月30日までに入職した職員の基準日は10月1日に10日付与し、10月1日から3月31日までに入職した職員は4月1日に10日付与します。以後、それぞれ4月1日と10月1日を基準日としていきます。

　この場合、7月1日入職者の8割出勤の考え方は以下のようになります。

　6カ月継続勤務後の本来の基準日である1月1日から短縮された3カ月（10月〜12月）は全期間出勤したものとみなし、この期間を含めて7月1日から12月31日までの6カ月間で、8割以上出勤したかどうかを計算します。

　基準日の統一は前倒し付与が原則のため、4月1日入職者は6カ月後に10日付与され、9月1日入職者は1カ月後に付与される不公平感は残りますが、年1回に比べれば許容範囲ではないでしょうか。

分割して前倒し付与したら次年度基準日も繰り上げる

　医療機関によっては、入職と同時に10日付与するケースや、「入職3カ月後（試用期間満了後）に3日付与、6カ月後に7日付与」と分割して付与するケースがあります。分割して付与する場合も先の行政解釈にあるように、前倒し付与したら次年度の基準日も繰り上げます。

　例えば、4月1日入職者に、試用期間満了後の7月1日に3日付与し、10月1日に7日付与した場合、次年度に11日付与する基準日は本来の付与日（10月1日）から1年経過後ですが、初年度に3日分を3カ月繰り上げて付与したため、次年度の基準日も同様に3カ月繰り上げ、「7月1日から1年経過後」に11日付与することになります。

7 退職時の有給休暇の"全部消化"への対応策

Q 有給休暇を20日以上残す職員が、退職時に残しているすべての有給休暇の取得を請求した場合、業務に支障が出るおそれがあっても、希望どおりに有給休暇を与えなければならないでしょうか。

A 本人の態度次第では「辞める人間」と割り切ることが得策か

　有給休暇については、労働者の退職日を超えて時季変更権は行使できません。「別の日にしてほしい」という「別の日」が退職によって存在しないからです。30日後に退職予定の職員が、有給休暇を繰越分も含めて25日分残し、退職日までの全労働日について年休を請求してきた場合、たとえ「事業の正常な運営を妨げる場合」に該当したとしても、時季変更権は行使できないことになります。
　しかし、業務の引き継ぎや後任者の選定、採用などのため、何日かでも出勤してもらわなければ困るという場合もあるはずです。

退職日を遅らせてもらうか、一部を買い上げる
　実務上は、本人の同意のもと、引き継ぎに必要な日数分、退職日を遅らせてもらうか、引き継ぎに必要な日数を勤務してもらい、消化できなかった休暇分については買い上げるのが一般的です。あるいは、すべての有給休暇を買い上げて、退職日まで勤務してもらうことも考えられますが、買い上げを強要しないように注意しましょう。
　また、就業規則に「退職に当たっては、担当業務につき所定の引き継ぎをしなければならない」という旨の規定があれば、当該規定に基づき、

引き継ぎをするよう求めます。

　とはいえ、すでに転職先が決まっている場合や病院におおいに不満があって退職するような場合、何を言っても時間の無駄かもしれません。病院の中には「有給休暇の退職時の一括消化は認めない」ことを"暗黙のルール"としているところもありますが、間違いなくトラブルの元です。労基署や労働局にこうした相談は日常的にあります。人手の問題で困りそうであれば、他部署の協力を得てでも対応すべきでしょう。

　また、就業規則に基づいて、引き継ぎをしない場合には懲戒処分を科すことを規定している病院も実際にありますが、「退職時は所定の引き継ぎをしなければならない」旨の規定がすでにあることが前提となりますし、辞める人にどこまで懲戒処分を科せるかという点も疑問です。

　いずれにしろ、退職時にまとめて請求されて困ることがないように、計画的付与や時間単位年休を運用するなど有給休暇を取得しやすい環境を整備することで、有給休暇の取得を推進している病院もあります。

有給休暇の買い上げは場面限定で認められる

　結果的に消化しきれなかった有給休暇について、限定的に買い上げが認められています。具体的には、以下の２つの場面に限られます。

①２年の時効により消滅した未消化年休

　有給休暇の権利は２年で時効消滅します（労基法115条）。時効によって請求できなくなった有給休暇を買い上げでも違反にはなりません。

②退職により請求不可能となる残余年休

　退職日までの未消化の有給休暇をすべて請求されてしまうと時季変更権を行使する余地がありません。買い上げる場合でも、退職時あるいは退職後に有給休暇の残日数に応じて金銭を支払うならば違反とはなりません。ただし、買い上げはあくまで例外的な対応とすべきです。

　なお、「入職初年度に12日付与」といった法定を上回る分（このケースでは２日分）については、労基法の規制外なので、買い上げることも、いくらで買い上げるかも労使間での取り決め次第となります。

8 時間単位年休は、残日数・時間の管理方法がカギ

> **Q** 看護職員の強い要望もあり、時間単位年休の採用を検討中です。しかし、残日数や時間の管理が煩雑であったり、端数が生じたり、事務負担の増大が想定され担当者は導入に消極的です。何かいい方法はないでしょうか。

> **A** 事務負担の軽減が導入のカギ。看護クラークにタスク・シフトも

　子どもの学校行事で2時間だけ、子どもの体調不良で病院に寄りたいなど使い勝手がよいため、子育てをしながら勤務する看護職に特にニーズが高いのが、有給休暇の時間単位での取得です（労働基準法39条4項）。医療機関では、半日単位での年休取得は認めていても、残日数や時間の管理が煩雑になるため、事務担当者は時間単位年休の導入に後ろ向きの人が多いように思います。

　そもそも半日単位の年休付与について法令上の定めはなく、法令に基づいた制度である時間単位年休とは別ものです。時間単位年休を採用するときは労使協定の締結が要件となり、以下の4つの内容を規定します。

①対象労働者の範囲

　パート職員など比例付与の対象者も含まれますが、常勤のみを対象としても可。ニーズのある看護部門から順次導入するのが一般的です。

②時間単位年休の日数（5日以内）

　時間単位で付与できる日数は年間5日（40時間）と上限がありますが、

第3章　休日・有給休暇、育児休業等の実務

現在政府では付与日数の「半分」まで緩和し、時間単位で取得できる日数を増やす方向で検討されています。付与される年次有給休暇日数が5日に満たない職員については、実際に比例付与される日数の範囲内で定めます。

③時間単位年休の1日の時間数

1日分の有給休暇に対応する時間数は所定労働時間数をもとに定める。時間に満たない端数がある場合は時間単位で切り上げて計算します。

〈例〉
1日の所定労働時間　7時間30分
　⇒　7時間30分を「8時間」に切り上げる
　　⇒　8時間×5日＝「40時間」が上限となる
※7時間30分×5日＝37時間30分を切り上げて38時間は違法

④1時間以外の時間を単位とする場合はその時間数

2時間、3時間、4時間といった時間で設定します。30分単位など1時間に満たない時間設定は認められていません。

アナログだが職員個々の休暇簿に自分で記入する方法も

時間単位年休を採用すると残日数・時間の管理はたしかに煩雑にはなりますが、部署ごとに管理すれば事務担当者の負担は大幅に軽減されます。ある病院では全職種を対象に時間単位年休を導入し、年間40時間を上限に、10時〜14時の間の中抜けの取得も認めています。事務部門の負担を軽減するため、部署ごとに残日数・時間を管理して職員ごとに休暇簿を作成し、取得希望日と時間、残日数・時間などを職員自身で記入、上司の承認を得る方法にしています。

また、こうした事務的な作業を「看護クラーク」の業務と位置付けてタスク・シェアしている病院もあります。

時間単位の"端数時間"の繰り越し処理

　時間単位年休も次年度に繰り越すことができます。例えば、前年に時間単位年休部分の「2日と4時間分」が消化されなかった場合は、これを次年度に繰り越せます。ただし、時間単位の未消化分「4時間」を切り捨てることはできません。

　時間単位で付与される年休日数の上限は年間「5日」なので、端数時間はそのまま繰り越し、当該年度の時間単位年休と合算して5日分を超えてしまった場合、端数は次のいずれかの方法で処理します。
　①1日単位に切り上げる
　②次年度に繰り越して付与する
　③端数を繰り越さないように、本人に端数分だけ消化してもらう
　また、端数の繰り越し処理を考慮して、時間単位年休で付与できる時間数を「8時間」（1日分）や「16時間」（2日分）というように、時間数を限定して試験的に運用した後に、40時間の上限に拡充していく方法もあります。

「半日単位の年休」の規定例

　「年次有給休暇については、1日単位以外に半日単位（及び次条の時間単位）の取得を認める。半日単位の取得をしたときは、0.5労働日の年次有給休暇を取得したものとして取扱う。」

※「半日」の考え方は、所定労働時間が午前9時～午後6時（午後12時～1時休憩）の場合、午前に半日年休を取得した場合は3時間、午後に半日年休をした場合は5時間となります。これだと同じ半日年休でも午前に取るのと午後に取るのとでは時間数が異なるため、午前と午後を均等に分けて、「0.5労働日」の年休を取得したとして扱うのが一般的です。

「時間単位年休」の規定例

（年次有給休暇の時間単位での付与）
第○条
1　職員代表との書面による協定に基づき、第○条の年次有給休暇の日数のうち、前年度からの繰越分を含めて1年度について5日以内を限度に時間単位の年次有給休暇（以下「時間単位年休」という）を付与する。
2　時間単位年休付与の対象者は、短時間勤務者を含めた正規職員とする。
3　時間単位年休を取得する場合の1日分の年次有給休暇に相当する時間数は次のとおりとする。
　①所定労働時間が7時間を超え8時間以下の者……8時間
　②所定労働時間が6時間を超え7時間以下の者……7時間
4　時間単位年休は1時間単位で付与する。
5　時間単位年休に支払われる賃金額は、所定労働時間労働した場合に支払われる通常の賃金の1時間当たりの額に、取得した時間単位年休の時間数を乗じた額とする。
6　<u>時間単位年休を取得しようとする者は、原則として前日の午後3時までに所定の様式に必要事項を記載して、所属長に届け出るものとする。</u>
7　上記以外の事項については、前条の年次有給休暇と同様とする。

※当日の遅刻を時間単位年休に充てられないように、6項のように「事前申請」を原則とする。また、看護配置基準にも影響が出ないよう取得ルールを厳格にする必要があります。

9 看護部でよくある「計画年休」の不適切運用

Q 年休の取得促進のため、勤務割作成時に師長の判断で個別に年休を充てて調整していますが、「シフトに勝手に年休を入れられた」と人事に駆け込んだ職員がいました。本人の希望などを確認する必要があるのでしょうか。

A 制度の周知徹底と、職員間の「公平性」の担保が必要

「シフトに勝手に年休を入れられた」という不満が出るのは、法令で認められている「計画的付与」（計画年休）の制度がきちんと運用されていないことが要因かもしれません。

計画的付与（労働基準法39条6項）は、労使協定（労使間による合意文書）を結ぶことで、前もって計画的に年休取得日を割り振ることができる制度です（図表25）。付与日数から5日を除いた残りの日数（年12日付与なら7日まで）を計画的付与の対象にでき、計画的付与制度で取得した年休も取得義務の「年5日」の日数から控除することができます。

付与方法は、①事業場一斉付与、②班別交替制付与、③個人別付与の3パターンありますが、シフト勤務の看護師の場合、③の個人別付与しか選択肢はありません。事務上は、毎月、勤務割作成の際にスタッフの希望を取り、師長が調整しながら年休を入れていくのが一般的です。

また、働き方改革で義務化された年5日の取得義務についても、年休の取得希望時季を申告させるなど労働者に対する意見聴取は必要です。同じように、計画的付与制度を運用する場合も、職員の希望は一定程度、尊重する必要があります。もっとも、年5日の時季指定による取得によ

り、計画的付与制度を運用しなくても取得の進まないスタッフには取得希望をとったうえで勤務割に入れていく方法も考えられます。

また、計画的付与は、先の事例で紹介した記念日休暇に活用すると年休の確実な取得につながります。職員本人や子どもの誕生日、結婚記念日などを「アニバーサリー休暇」とし、計画的付与の個人別付与方式で実施します。こうした誕生日や記念日はあらかじめ日にちが確定しているため、年休取得に対する職場の理解も得やすいでしょう。

図表25 「計画的付与」の労使協定例（概要）

```
　医療法人社団○○会（以下、「当院」という。）と職員代表○○○○は、年次有給休暇の計画的付与に関して次のとおり協定する。

1　当院看護部の職員が保有する令和○年度の年次有給休暇（以下「年休」という。）のうち、5日を超える部分については6日を限度として計画的に付与するものとする。
2　年休の計画的付与の方法は、各所属長が毎月の勤務計画表に割り振るものとする。この際、所属職員の希望を取るものとする。
3　各所属長は、所属職員の年休取得希望日が特定の日に集中し、業務の正常な運営に支障を与えるおそれがあると認められた場合には、職員に対して希望日の変更を求めることができる。各所属長は、希望日の変更を求める場合は○○までに職員にその旨通知するものとする。
4　本年度の年休の日数から5日を控除した日数が「5日」に満たない職員に対しては、その不足する日数の限度で、特別有給休暇を与えることがある。
5　各所属長は、毎月20日までに勤務計画表を作成し、所属職員に通知するものとする。

                                                    令和○年○月○日

　　　医療法人社団○○会　　理事長　　○○○○　　印
　　　　　　　　　　　　　　職員代表　　○○○○　　印
```

10 復帰の見込みのない産休・育休中の職員への対応

Q 「産休明けに引っ越したので戻れません」、「親が支援してくれるようになったので仕事をしないことにした」と申し出てくる職員が続いています。防ぐためにチーフや仲の良いスタッフに休業中の様子などを確認してもらっている状況です。復帰の見込みがなくても育児休業を認める必要はあるのでしょうか。

A 「育休中に転職活動」のツワモノも

「復職しないかもしれないのに産休・育休の取得を認めないといけないのか」という病院からの相談は実際に多いです。筆者の顧問先の急性期病院でも先日、大阪府内の病院に勤務している看護師が育児休業中にも関わらず、エージェント経由で当院に応募してきました。経歴に疑問を感じた事務長がエージェントの担当者を問い詰めたところ「育休中」であることが判明。看護部長は採用を望みましたが、事務長の判断で採用を見送りました。おそらく、夫の仕事の都合で転居することは決まっていて、自身も転職先を決めておき、育休を全消化して復帰せず退職の算段でしょう。

そこでまず、産休・育休の法的なルールを再確認します。産前産後休業について労働基準法65条では、復職の意思と産休の取得の可否について言及はなく、復職の意思に関係なく産休を与えなければいけません。他方、育児休業は復職（雇用の継続）を前提に取得するものです。育児休業の申出に対して拒否できる労働者の範囲も法令で決まっており、通常は労使協定において次のように定めます。

(1)　入職1年未満の職員
(2)　申出の日から1年以内（延長の場合は6か月）に雇用関係が終了することが明らかな職員
(3)　1週間の所定労働日数が2日以下の職員

　ご質問のように、育児休業に入った後に、転居などで復職の可能性がない者から申出があっても、育児休業の終了要件とはならず、期間満了まで育児休業を継続させるのが原則です。労働局の雇用環境均等部（室）に確認しても判で押したように「会社の意向で終了することはできません」と言われます。つい先日のことですが、筆者の顧問先病院でも、ベトナム人看護師が育休中に夫の都合で他県に引っ越し、復職の意向がないことが判明しました。この際も労働局の担当者は、「たとえ海外に転居したとしても、本人の意向でない限り育児休業は途中で終了できません。育介法は労働者に有利にできているので……」との弁でした。結局、退職時期は育児休業期間満了日までの間で本人に決めさせることにしました。
　また、育児休業給付金は職場復帰を前提とした制度であるため、育児休業の当初からすでに退職を予定している場合は、給付金の支給対象とならず、育休の途中に状況が変わり退職した場合は、退職日以降は給付金が打ち切られます（厚労省Q＆A）。育休の途中で復職の見込みがないことが判明したが退職はしていない」という場合は給付金も継続されることになります。先の顧問先病院の件でも、事務長がハローワークに問い合わせたところ、「判断は労働局の雇用環境・均等室に確認してください」とのことでした。
　転居等はやむを得ない理由と思われますが、ご質問のように復職しない職員が「続出している」という点が少々気がかりです。看護師は流動性の高い職種とはいえ、自施設の職場環境や風土に何か問題はないかと。働きやすい職場づくりを推進する必要があります。

11 2025改正育児・介護休業法にどう対応するか

Q 2年前に男性育休制度が始まり、当院でも男性職員数名が育児休業を取得しました。子育て支援策はそれなりに講じてきましたが、今般、また育児・介護休業法が改正されるようです。法改正を踏まえて、病院としてどのような対応をすればいいのでしょうか。

A 7つの改正点のうち6つが義務化される

　改正育児・介護休業法が2024年5月31日に公布されましたが、今回の改正では、子の年齢に応じた柔軟な働き方を実現するための措置が拡充されています。7つの改正点のうち6項目が義務化されるため、確実に対応できるよう準備を進める必要があります（図表26）。

　対象となる子の年齢の拡充については、②所定外労働の制限（残業免除）が「小学校就学前の子」までに、④子の看護休暇が「小学校3年生終了まで」に延長されます。なかでも課題となるのは、①柔軟な働き方を実現するための措置について、いかに効果的に導入するか。もう一つは、各種措置について、「労働者への個別周知・意向確認」をどう効果的に実施するかという点です。

新たな休暇制度を創設するか子の対象年齢を独自に拡張するか

　①柔軟な働き方を実現するための措置について、「3歳以上、小学校就学前の子」を養育する労働者を対象に、5つの選択肢のうち2以上の制度導入が義務付けられます。

第３章　休日・有給休暇、育児休業等の実務

図表26　改正育児・介護休業法　７つの改正点の要旨（2024年５月31日公布）

① 柔軟な働き方を実現するための措置等の義務化
【施行日】2025年10月1日
3歳以上、小学校就学前の子を養育する労働者を対象に、以下の中から２以上の制度を設け、労働者はその中から１つを利用することができる。併せて、労働者に個別周知・意向確認を行う。 ・始業時刻等の変更　・テレワーク等（月に10日）　・養育両立支援休暇の付与（年10日） ・短時間勤務制度　・保育施設の設置運営等
② 所定外労働の制限（残業免除）の対象拡大
【施行日】2025年4月1日
現　状 ⇒　3歳に満たない子を養育する労働者が請求可能 改正後 ⇒　**小学校就学前の子を養育する労働者が請求可能**
③ 育児のためのテレワークの導入が努力義務化
【施行日】2025年4月1日　（努力義務）
＊3歳に満たない子を養育する労働者がテレワークを選択できるように措置を講ずること等
④ 子の看護休暇の制度拡充
【施行日】2025年4月1日
現　状 ⇒　小学校就学の始期に達するまで 　　　　　【取得事由】①病気・けが、②予防接種・健康診断 改正後 ⇒　**小学校３年生終了まで延長** 　　　　　【取得事由】①②に加え、③感染症に伴う学級閉鎖等、④入園（入学）式、卒園式を追加
⑤ 仕事と育児の両立に関する個別の意向聴取・配慮の義務化
【施行日】2025年10月1日
妊娠・出産の申出時や子が３歳になる前に、労働者の仕事と育児の両立に関する**個別の意向聴取・配慮**が義務に。
⑥ 育児休業取得状況の公表義務が300人超企業に拡大
【施行日】2025年4月1日
育児休業等の取得状況の公表義務が、従業員数1,000人超企業から**300人超**の企業に。
⑦ 介護離職防止のための個別の周知・意向確認、雇用環境整備等の措置義務化
【施行日】2025年4月1日
＊介護に直面した旨の申し出をした労働者に対する**個別の周知・意向確認の措置**（面談・書面等で）ほか

１）始業時刻等の変更

２）テレワーク等（月に10日以上）

３）養育両立支援休暇の付与（年に10日以上）

４）短時間勤務制度

５）保育施設の設置運営等

　病院なので２）は現実的ではありません。５）はすでに運営している施設も多く、措置義務の１つは確保できます。導入しやすそうに見える

1）始業時刻等の変更は、勤務時間帯が複数ある看護部では個別対応するとかえって混乱する可能性があります。より効果的に導入するならば、3）と4）ではないかと思います。

　3）養育両立支援休暇は、1日の所定労働時間を変更せずに、年10日以上できるものであって、原則時間単位での取得を可能とする必要があります。現行の小学校就学前までの努力義務である「育児目的休暇」、取得事由が拡大される「子の看護休暇」とは別に設定する必要があり、厚労省は、「通常保育所に子を迎えに行く配偶者が出張などで迎えに行けない日に時間単位で休暇を取得し保育所に子どもを迎えに行く、子が就学する小学校などの下見にいくなど。」と例示しています。なお、他の休暇と同様に、有給とするか無給とするかは事業所の任意で決められます。

　4）短時間勤務制度は、1日の所定労働時間を原則6時間とする措置を含むものであって、現行の育児短時間勤務の拡張が適当でしょうか。現行制度は「3歳未満の子」が対象ですが、改正法の義務対象は「3歳から小学校就学前の子」です。そこで、対象年齢を「0歳から小学校就学前の子」まで拡張した新たな短時間勤務制度として運用することが考えられます。

職員への「個別周知・意向確認」の効果的な実施の仕方

　改正点の①、⑤、⑦の各項目で「労働者への個別周知・意向確認」が義務化されます。意向聴取の方法として、①面談（オンライン可）、②書面交付、③FAX、④電子メール等のいずれか（③④は労働者が希望した場合のみ）。この職員への個別周知や意向確認を"苦手"としている病院が少なくありません。職員が申し出てきたときだけ個別対応する、「行き当たりばったり型」、看護部だけで対応・処理している「看護部任せ型」など、病院の仕組みとして機能していないケースが少なくありません。職員への面談・書面交付等の仕方の一例を挙げておきます。

　2022年4月に施行された改正育児・介護休業法では、出生時育児休業

制度の創設（同年10月1日施行）に先立ち、妊娠・出産の申し出をした労働者に対する個別周知・意向確認の措置が義務付けられました。対応策として筆者は、顧問先の病院と介護施設向けに『お母さん、お父さんになる職員さんへ』というリーフレットを作成しました。

　これは妊娠から出産、育児休業までの各段階で利用できる制度の内容のほか、出産時の一時金と手当、育児休業給付金など休業中の経済的支援の内容を休業中の収入イメージと併せてまとめたものです。例えば、顧問先病院Dでは、これを各部署に常設してもらい、出産等の該当者が出た場合にリーフレットを説明しながら個別面談で詳細な意向確認を行っています。職員に育児休業等の制度全体を理解してもらうために作成し、継続使用していますが、職員には「わかりやすい」と好評で、事務長には「説明しやすい」と喜んでいただいています。

2022年10月1日施行の「産後パパ育休制度」

　通称「男性育休」といわれる「産後パパ育休」（出生時育児休業制度）について簡単に振り返っておきます。

　これまでの育児休業制度とは別に、男性が子どもの出生から8週間までの間に、4週間の育児休業を2回まで分割して取得できる制度です。通常、育児休業は1人の子どもにつき1回しか取得できませんが、出生後8週以内に父親が育休を取得し、かつ復帰した場合にのみ、再取得できるというものです。そのため、出生時や退院時など、通しで休まなくても必要なタイミングで休業を取得できるようになりました。

お母さん、お父さんになる職員さんへ（兼意向確認書）
― 育児休業がより柔軟に取得できるようになりました ―

《産前産後休業、育児休業、両立支援制度の概要》
※このリーフレットで「規則」とは、当法人の「育児・介護休業等に関する規則」をいいます。

◆ 産前産後休業
産前 6 週間（双子以上は 14 週間）、産後 8 週間の就業が免除されます。ただし、産後 6 週間経過後に、本人の希望があって、医師が支障ないと認めた業務については就業可能です。

◆ 育児休業【規則第 2 条〜第 5 条】
1 歳未満の子を養育する男女職員は、子が 1 歳（保育園等に入れないなどの場合は最長 2 歳まで）に達する日までの間、希望する期間、育児休業を取得できます（両親ともに育児休業を取得する場合は、子が 1 歳 2 か月に達するまでの間の 1 年間「パパ・ママ育休プラス」）。

【新設】◆ 出生時育児休業（産後パパ育休）【規則第 6 条〜第 9 条】
2022 年 10 月 1 日施行の新制度。産後休業をしていない職員（主に男性）は、育児休業とは別に、<u>子の出生後 8 週間以内に 4 週間まで、2 回に分割して休業を取得することができます。</u>

◆ 所定労働時間の短縮（育児短時間勤務）【規則第 19 条】
3 歳未満の子を養育する職員は、1 日の所定労働時間を 6 時間とするなど短時間勤務が可能になります。

◆ 所定外労働の制限【規則第 16 条】
3 歳未満の子を養育する職員は、希望により、所定労働時間を超える残業が免除されます。

◆ 子の看護休暇【規則第 14 条】
小学校入学前の子を養育する職員は、1 年に 5 日（子が 2 人以上の場合は 10 日）まで、病気やけがをした子の看護や予防接種等を受けさせるための休暇が取得できます。

◆ 時間外労働・深夜労働の制限【規則第 17 条・第 18 条】
小学校入学前の子を養育する職員は、希望により、1 か月 24 時間、1 年 150 時間）を超える時間外労働及び深夜労働（午後 10 時から午前 5 時まで）が免除されます。

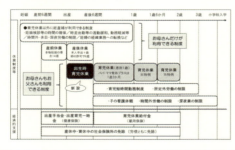

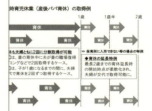

■ 問い合わせ・相談窓口　　事務長

第4章

メンタルヘルス対策と休職規程

1　メンタルヘルス不調の"サイン"に気づこう

Q 病棟勤務の看護師の中に、公休日明けに体調不良を理由に欠勤したり、単純なミスが増えたり、メンタルヘルス不調が疑われる職員がいます。所属長は「職務怠慢」と認めていませんが、しばらく様子をみるのがいいでしょうか。

A メンタル不調なのか、「やる気がない」だけなのか

　メンタル不調が疑われる職員がいた場合に、最悪の対応は「放置する」ことです。結果によっては病院は安全配慮義務違反（労働契約法5条）に問われることになります。どんなスタッフでも「職務怠慢」と切り捨てず、本人と面談するなどして心身の状況を確認するなどの配慮は必要です。メンタル不調を把握しやすいのが遅刻や欠勤など勤怠の変化ですが、次のような変化はメンタル不調の"サイン"といわれています。

- 遅刻・欠勤・早退が増える（特に公休日明け）
- 仕事の能率が低下する、ミスが増える
- 顔色や表情がさえない
- 報告や相談が減る
- 職場での口数が減る（あるいは増える）
- 身だしなみがだらしなくなる
- 周囲との折り合いが悪くなる（心が不安定になる）

　初期対応としては、勤務状況等を把握したうえで、メンタル不調が疑

第4章 メンタルヘルス対策と休職規程

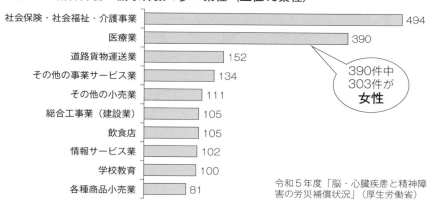

図表27 精神障害の請求件数の多い業種（上位10業種）

令和5年度「脳・心臓疾患と精神障害の労災補償状況」（厚生労働省）

われるスタッフに対しては業務量を減らしたり、配置転換するなどの負担軽減措置を検討します。必要に応じて本人に理由を説明し、産業医との面談や専門医への受診を促します。ただ、メンタル不調だから「やる気がでない」のかもしれませんが、別の理由でモチベーションが低下しているだけかもしれませんので、そこは職場の所属長が様子を確認し、勤務態度を改めるようきちんと指導する必要があります。

　労務管理上、メンタル不調が疑われる職員がいた場合、「有給休暇を使って少し休んだらどうか」と休養を促します。その後も断続的に欠勤が続いたり、一定期間連続した欠勤のため業務に支障を来すような場合、就業規則の休職規定を根拠に休職を命じます。この際、休職の要否を判断するため医師の診断書を求めます。

　ただ、専門医への受診を促しても、本人は「大丈夫です」と言い張ることがあります。職員が受診の促しに応じないからとそのまま放置すると、医療安全の面でも安全配慮義務の面でも問題が生じかねません。誰が見ても明らかにメンタル不調が疑われる場合は、就業規則の規定に基づいて受診を促します。この際、事務担当者と共に、受診結果による不利益はないことはもちろん、医療職としての職責、病院が負う安全配慮義務などについて丁寧に説明してください。

2 休職制度の意義と休職規程で入れるべき内容

Q 当院の就業規則はかなり前に作成されたもので、看護師が「看護婦」になっていたり、内容が古くて実態に即していないように思います。休職規程の内容も薄く、改訂を検討中ですが、どのような規定内容が必要でしょうか。

A 休職制度は「回復の可能性がある」ことを前提に適用するもの

　休職制度は、労働者が業務外の病気などで就労できない場合に、労働者としての身分を保有したまま一定期間、労働義務を免除する特別な扱いをいいます。本来なら債務不履行として解雇の問題が生じるところを、一定期間に治癒すれば解雇しないという「解雇猶予措置」としての意義を持ちます。ですから、**休職制度を適用するということは、回復の可能性があることが前提となる**と考えられています。また、休職制度は労働基準法に基づく制度ではなく、制度を導入するかどうかは事業所に任せられています。そのため、私傷病休職について労使トラブルになった場合は、もっぱら司法の判断を仰ぐことになります。
　職員を休職させるためには、「休職させる根拠」（＝就業規則）が必要となります。裁判になれば、就業規則の内容や運用が厳しく問われますが、医療機関の就業規則を見る限り、内容に不備があるものが多いように感じます。休職規程に関しても、休職期間中に関する定めや休職期間の通算規定など、規定内容が足らず、現場の実態に即していないものも目立ちます。

「私傷病休職」の取扱いを重点的に規定する

　メンタルヘルス不調による休職は、一般的に業務外による病気休職（私傷病休職）として就業規則に規定しますが、「休職」には他にもさまざまな種類があります。
　①病気休職（私傷病休職など業務外の疾病のため）
　②事故休職（疾病以外の私的な事故のため）
　③起訴休職（刑事事件で起訴されたため）
　④出向休職（他社への出向のため）
　⑤公務休職（議員等に就任したため）
　⑥依願休職（自己啓発の研修・留学、ボランティア活動のため）
　通常は「休職」の条項の中で一括して規定しているケースが多いですが、「私傷病休職」を別規程にしている独自のケースもあります。
　休職制度は長期雇用を前提とした職員に対して設けるものなので、有期労働契約のパート職員等に対しては適用しないのが一般的です。規定する際に必ず押さえておきたいポイントがいくつかあります。
　・休職期間の設定は勤続年数を加味して設定する
　・休職期間中の賃金等の取扱いを明確にしておく
　・復職の要件を明確に定める
　・復職後に再発した場合の休職期間の通算規定を定める
　・休職期間を満了しても治癒しない場合の「退職」の取扱いを定める
　以上を押さえたうえで、以下の内容を規定しておくといいでしょう。
　　①休職の事由
　　②休職の手続き
　　③休職前の欠勤期間
　　④休職期間
　　⑤休職期間の通算
　　⑥休職期間中の賃金などの処遇
　　⑦休職事由消滅の取扱い
　　⑧休職期間終了後の手続き

3 私傷病休職における職場復帰・退職までのプロセス

Q メンタルヘルス不調が疑われる職員に専門医への受診を促していますが、本人は「大丈夫です」となかなか応じてくれません。この場合、まずは有給休暇を使って静養するよう、やんわりと促すほうがよいでしょうか。

A 初期対応として、専門医への受診や有給休暇を使っての休養を促す

　メンタルヘルス不調が疑われる職員がいた場合、「有給休暇を取って少し休んではどうか」と休養を促します。その後も断続的に欠勤が続いたり、一定期間連続して欠勤が続き業務に支障を来すような場合、就業規則の休職規程に基づいて休職を発令します。この際、休職の要否を判断するため、医師の診断書を求めることになります。

　専門医への受診の促しは、休養を促す前に「一度、医者に診てもらってはどうか」と促すことも多いと思いますが、本人は「大丈夫です」と言い張ることがあるので、受診の促しのタイミングはケース・バイ・ケースでしょう。

　休職により症状が回復した場合は通常業務に復帰させるか、あるいは職場復帰プログラム等に沿ってリハビリ勤務などの復職支援を実施します。回復の見込みがなく、復職できないまま休職期間が満了した場合には、就業規則に基づいて自然退職となります（**図表28**）。

　専門医への受診を促しても、かたくなに拒否する職員もいます。受診の促しに応じないからといって放置すると、安全配慮義務の問題が生じ

第4章 メンタルヘルス対策と休職規程

図表28　私傷病休職から職場復帰までの流れ

参考：『心の健康問題により休業した労働者の職場復帰支援の手引き』（厚生労働省）

ます。誰が見ても明らかにメンタルヘルス不調が疑われるような場合は、就業規則の規定に基づいて受診を促します。この際、医療従事者としての職責、病院が負う安全配慮義務などを説明します。仮に、就業規則に規定がなくても、「勤怠状況や就業状況を慎重に確認したうえで、受診を命ずることに合理的かつ相当な理由がある場合には、受診を命ずることができる」と判示された裁判例もあります（京セラ事件　昭61.11.13　東京高裁判決　労判487号66頁）。

休職開始の始期を明確にしておく

　私傷病休職は、本人が出勤してこないこともあり休職開始の始期があいまいになりがちです。通常は、医師の診断書に基づいて休職発令を出します。診断書に「〇月〇より〇月〇日までの自宅療養を必要とする。」と記載がありますが、診断書の期間はあくまで参考として、就業規則に基づいて休職の始期を決定します。休職を適用するかどうかを決めるの

は労働者でも医師でもなく会社（病院）です。労働者が「休職願い」を会社に提出し、医師の診断書とともに会社が休職の適用を判断し、休職命令を出すのが本来の手続きです（**図表29**）。

「受診義務」に関する規程例

> （受診義務）
> 第○条
> 　職員が次のいずれかに該当するときには、法人は職員に対し、法人の指定する医師または適切な医療機関等に受診するよう命じることができる。
> (1)　心身の故障により、職務に耐えられないとき
> (2)　体調不良を理由にたびたび遅刻・早退・欠勤を繰り返すとき
> (3)　業務能率の低下、勤務態度の変化等により、身体または精神の疾患に罹患していることが疑われるとき
> (4)　第○条の疾病（感染症）に感染しているおそれがある者
> (5)　職員の家族・同居者が、第○条の疾病に罹患している場合、または職員が事業所内または事業所外で第○条の疾病に罹患している者若しくは罹患しているおそれがある者と濃厚接触があった場合
> (6)　以上各号に定める場合に準じて受診するのが相当と認められる場合

図表29

令和〇年〇月〇日

_____ 殿

医療法人社団〇〇会
理事長　〇〇〇〇

休職通知書

　貴殿は、職員就業規則第〇条に定める休職事由に該当するため、下記のとおり休職となる旨通知致します。
　なお、休職とは、職員が私傷病等で長期に仕事を休むことになったとき、法人に籍を残したまま治療に専念し、治癒すれば復職できる制度です。

記

1．休職種別
　私傷病休職（職員就業規則第〇条第〇項第〇号に該当）

2．休職期間
　職員就業規則第〇条第〇項第〇号に基づき、
　令和〇年〇月〇日　から　令和〇年〇月〇日の最大3か月間と致します。
　ただし、休職期間の途中であっても、復職可能となったときは、復職することができます。
　※休職開始の起算日は、医師の診断書が病院に届いた日（欠勤事由を把握した日）とします。

3．休職期間中の賃金
　・休職期間中の給与は支給されません。ただし、私傷病休職の場合は、健康保険の傷病手当金の受給申請ができます。（後日、申請書類を送付いたします。）
　・休職期間中の社会保険料の本人負担分は免除されませんので、法人の指定期日までに振り込んでください。（後日、別紙にて本人負担金額・振込先を送付いたします。）

4．復職時の申出
　・復職を申し出る場合は、医師の診断書を添付してください。医師の意見も聴いたうえで法人において復職の可否を判断します。

5．休職期間中の遵守事項
　・休職期間中は療養に専念し、健康回復に努めてください。
　・休職期間中は、2週間に1回程度、下記担当者までメール又はLINEで経過を報告してください。
　　　担当者：事務長　〇〇〇〇　　第2病棟師長：〇〇〇〇

6．休職期間満了日に復職できない場合の取扱い
　令和〇年〇月〇日の休職期間満了日に復職できない場合は、職員就業規則第〇条第〇項により、自然退職（自己都合退職）扱いとなります。

4 休職期間の「延長」と「通算」の規定は必須

Q 休職の期間について、一般的に勤続年数や傷病の種類に応じて定めている会社が多いと聞きましたが、休職期間の長さを設定するうえでの根拠となるものは何か、また短すぎるのは問題があるかなど、どう考えればよいでしょうか。

A 休職期間の長さは勤続年数を加味して設定するのが一般的

　休職期間は事業所が自由に決められます。一般的に、休職期間の長さを設定する際は、勤続年数に応じて定めている会社が多く、また企業規模による違いもあります。
　医療機関の場合、自治体病院など公的な病院は「3年」と長く、民間病院は「6カ月程度」が実感として多いように感じます。最長「1年6カ月」と規定しているケースもありますが、休職期間中の所得補償との関係があるものと思われます。通常、休職期間中は「無給」としますが、所得補償として健康保険から傷病手当金が最長1年6カ月支給されます。この支給期間に合わせて設定しているケースがあります。
　休職期間を検討するうえで、情状により延長できる規定も必要です。具体的な期間は事案によるため「個々に定める」としておきます。実務上、3カ月と設定して6カ月程度まで延長するなど、短めに設定して平均並みの期間まで延長できる規定にするほうが、さまざまな事案に対応しやすいでしょう。
　また、休職期間の満了前に復職したものの再発し、復職後1カ月ほどで再度休職に入る事例が少なくありません。復職、休職が繰り返され、

いつまでも休職が続いてしまうことのないように、「復職してから6カ月以内に再発した場合には従前の休職期間と通算する」旨の規定を設ける必要があります。

休職期間の長さと休職期間中の取扱いに関する規定例

（休職の期間）
第○条
1　休職の期間は、次の期間を限度として病院が定める。ただし、試用期間中の者及び勤続1年に満たない者は対象者から除外する。
　①前条1項、第1号・2号の場合は、勤続年数に応じて次の区分とする
　　勤続1年以上3年未満　　　　　3カ月以内
　　勤続3年以上10年未満　　　　　6カ月以内
　　勤続10年以上　　　　　　　　1年以内
　②前条1項、3号から7号の場合はその必要な範囲で病院が定める期間
2　病院が特に認めた場合においては、前項の休職期間を延長することがある。この場合の延長期間は病院が個々に定める。
3　休職期間は、原則として勤続年数に算入しない。ただし、年次有給休暇の付与日数の基準となる勤続年数には通算する。
4　休職期間中は、療養に専念しなければならない。
5　病院は、休職中の職員に対し、病院が指定する医師の受診を命じることができる。この場合、職員は正当な理由なくこれを拒むことはできない。
6　休職期間中の職員は、病状等の必要とされる事項について、所定の様式にて毎月1回以上その状況を病院に報告しなければならない。この場合、病院は、主治医の診断書ないし病院が指定した医師の診断書の提出を求めることがある。

> 7　前項までの医師の診断書等の証明書に関する費用は、原則として職員が負担する。
>
> ※勤続年数により休職期間を変えるケースは多く、「勤続1年未満」には適用しないとすることも使用者の裁量で決められます。
> ※勘違いしやすいのは、休職期間は勤続年数に算入しなくてもよいが、年次有給休暇の付与日数の基準となる勤続年数には通算するということ。
> ※「無期転換職員」を休職規定の対象にするなど、その取扱いも定める必要があります。

「休職の取り消し」と「休職期間の通算」の規定例

> **（休職期間の通算）**
> 第○条
> 　1　私傷病による休職の場合であって、休職期間満了日前に復職し、復職の日から6カ月以内に同一の傷病または類似の傷病により（病院が判断した場合）欠勤を繰り返し勤務に耐えないと判断された場合、病院は復職を取り消し、再度の休職を命ずる。
> 　2　前項の場合における休職期間は復職前の休職期間の残日数（残日数が30日に満たない場合は30日）を休職期間とする。

【豆知識】

傷病手当金

　病気やケガで会社を休業するときの所得補償として、健康保険から支給されます。支給額は標準報酬月額の3分の2ですが、会社から報酬の一部を受け取ると、傷病手当金は減額（併給調整）されます。

　また、療養のため「労務に服することができない」状態であることが支給要件とされ、労働契約上従事している従前の業務ができないような状態になっていることが必要です。病棟勤務の看護職であれば、従前の病棟業務ができるような状態かどうかが判断されます。この判断は、従事している業務の内容との関連における報酬などの条件を考慮して、保険者（全国健康保険協会・健康保険組合）が行います。

　休職期間中のリハビリ勤務のように、医師の許可のもとに半日出勤し、従前の業務を行うような場合、「労務に服することができない」とは判断されず、支給が停止されることもあります。

5 「復職の判断」と就業規則の規定の仕方

Q 休職中の職員の復職の可否を判断するにあたり、主治医と産業医の意見が異なる場合があります。実務上の対応と就業規則の規定の仕方などをどのように考えればよいでしょうか。

A 主治医＋産業医の意見を参考に、最終的に使用者が判断する

　復職の要件とされる「治癒」とは、もっぱら裁判例をもとにケースごとに判断されています。一般的に、医師や看護師のような特別な資格を保有するような職種の場合、通常は「職務限定契約」による労働契約と考えられていますが、**「職務限定契約がある場合については、あくまで従前の職務を通常の程度に行える健康状態に回復したことを『治癒』した」**とされています（北海道龍谷学園事件　平11.7.9札幌高裁判決　労判764号17頁）。病棟勤務の看護職であれば、従前の病棟業務が行える程度に回復していることが要件とされます。

診断書の提出、主治医への面談の可能性などを規定しておく

　職場復帰の可否の判断材料となるのが医師の診断ですが、主治医と産業医の両者の意見を参考にするのが一般的です。主治医は、日常生活における病状の回復程度によって職場復帰の可能性を判断している場合が多く、医療現場で求められる業務遂行能力まで回復しているかどうかの判断とは限りません。産業医の意見も確認します。また、主治医との連携に関しては、復帰の判断にあたり、必要に応じて主治医の意見を病院が直接聞くことがあることを事前に職員に説明しておくべきです。

　いずれにしろ、主治医や産業医の意見は参考にしても、回復の可能性

の可否を判断するのは休職を発令した使用者（病院）にあります。看護現場から、よく「復職の判断は看護部でしてほしいと丸投げされて困惑している」という話を聞きますが、休職問題は労務管理の中でも最も難しい問題の一つですので、判断基準や復職マニュアル等について事務部門と現場が必ず専門家を交えて協働作業で作成するべきでしょう。

「復職」についての規定例

> （復　職）
> 第○条
> 1　休職期間中に休職事由が消滅したときは、職員は速やかに復職願を提出するものとし、復職が適当であると病院が判断した場合には復職させるものとする。
> 2　休職事由が第○条○項、○号の傷病による場合には、復職が適当であるかどうかを判断するために、主治医及び病院が指定した医療機関を受診させ、診断書の提出を命じる。職員は正当な理由がなく、この受診及び診断書の提出を拒否した場合には、復職を認めないことがある。
> 3　前項までの医師の診断書に関する費用は、職員が負担する。
> 4　<u>前項の診断書を発行した主治医に対して、病院が面談のうえでの事情聴取を求めた場合、職員はその実現に協力しなければならない。</u>
> 5　休職事由が消滅した場合には、原則として休職前の職務に就かせることとする。ただし、やむを得ない事情のある場合には、休職前の職務と異なる職務に配置することがある。
> 6　復職後に、所定労働時間より短い勤務が妥当と病院が判断した場合で、当該職員が希望する場合は、期間を定めて短時間勤務に就かせる。この場合、労働条件の変更を伴うことがある。

6 休職期間満了で「退職」か「解雇」なのかを明確に

Q 私傷病休職中の職員について、休職期間が満了しても治癒せず、欠勤が続いている場合は解雇しても問題はないでしょうか。また、そもそも回復の見込みがない職員に休職制度を適用せずに解雇することは可能でしょうか。

A 「自然退職」であっても事実上の「解雇」としての認識を

　休職期間が満了しても回復が見込めない(休職事由が消滅していない)場合は、労働契約に基づく労務提供不能として、休職期間の満了をもって自然退職とするのが一般的です。就業規則に何も規定していない場合は普通解雇の手続きをとることになります。

　ただ、就業規則に期間満了で「自然退職」と規定しているから、当然に退職させられるかというとそう簡単ではありません。実際の裁判の傾向を見ると、実質的に解雇と同じように休職規定の効力が判断されているようです。

　したがって、休職に入る前、休職期間中も含めて規定内容を職員に十分に説明しておくことが肝要でしょう。

復帰が絶望的な職員に休職制度を適用せずに解雇できる？

　例えば、休職期間を最長1年と規定していて、主治医に1年以内の復帰は困難と診断された場合、休職制度を適用せずに解雇するケースがあります。休職制度を適用する前提を欠くため、解雇も許容されるとも考えられますが、実際はトラブルになるケースが多く見られます。

休職制度を利用した場合の回復可能性の判断については、休職期間中の職員の復帰の判断と同様、「復帰してみないとわからない」という専門医も少なくなく、極めて難しい問題であることは確かです。少しでも回復の可能性があるのであれば、まずは休職制度を適用し、回復しなかったときに休職期間満了による自然退職とするというのが妥当ではないでしょうか（**図表30**）。

「期間満了による退職」の規定例

（休職期間満了時の手続き）
第○条
　休職期間が満了しても休職事由が消滅しないときは、休職期間満了の日をもって自然退職とする。この場合、職員の都合で労働契約の継続ができなくなったことによる自己都合退職の扱いとなる。

（退　職）
第○条
　1　職員が次の各号のいずれかに該当するときは、当該事由の発生した日をもって退職とする。
　　①自己の都合により退職を申し出て承認されたとき
　　②期間を定めて雇用されている者の雇用期間を満了したとき
　　③第○条に定める休職期間の満了までに休職事由が消滅しないとき
　　④職員が行方不明となり、30日以上連絡がとれないとき
　　⑤死亡したとき

※就業規則「一般退職」の条項以外にも、休職の条項にも念を押して明文化しておく。

図表30　いつから欠勤で、いつから休職なのかを明確に

　　　　　　　　　　　　　　　　　　　　　　　　　　　令和〇年〇月〇日

　_____殿

　　　　　　　　　　　　　　　　　　　　　　　　　医療法人社団〇〇会
　　　　　　　　　　　　　　　　　　　　　　　　　理事長　〇〇〇〇

休職期間満了による退職のご連絡

　貴殿は、令和〇年〇月〇日から傷病欠勤、令和〇年〇月〇日から傷病休職となり、就業規則第〇条〇号の規定により、令和〇年〇月〇日までが休職期間となります。

　ところで、貴殿から、令和〇年〇月〇日付で提出された診断書によれば、令和〇年〇月〇日までの自宅療養が必要であるとのことであり、右期間内に休職事由が消滅しないこととなりますので、休職期間満了日の令和〇年〇月〇日をもって自然退職となりますことをここにご連絡します。

　貴殿の病気が1日も早く回復され、ご活躍されますことをお祈り申し上げます。

　なお、退職書類等については、別途、総務課担当者から郵送させていただきますので、ご対応のほど、よろしくお願いいたします。

　　　　　　　　　　　　　　　　　　　　　　　　　　　　　　　　　以上

第 5 章

退職・懲戒・解雇、トラブル場面の実務

1 退職の申し出期限と退職手続きの実務対応

Q 先月、日頃から問題行動の多い看護職員が突然、退職しました。小規模病院で夜勤者も不足していたため、看護現場はかなり混乱したようです。そこで今後、退職の申出期限を「3カ月前」としたいのですが、問題はないでしょうか。

A 「3カ月」と規定することは可能でも、努力義務として考えるべき

　病棟勤務の看護師は、1カ月のシフト勤務で働いています。大病院ならいざ知らず、中小規模病院では、一人の看護師が突然退職するとおおいに業務に支障を来す場合があります。夜勤者不足に悩まされている病院であればより深刻です。退職の申し出期限を含めて、「辞め方」については就業規則の規定・周知のみならず、普段からの指導も必要でしょう。

　退職の申し出時期については、就業規則等に「自己都合により退職するときは、30日前までに文書により申し出ること」と記載するのが一般的です。「会社の承認を得なければならない」と規定するケースもありますが、これらの規定は訓示的なものと考えて運用すべきです。

　法的には、期間の定めのない雇用契約を結んでいる労働者について、「解約の申し入れの日から2週間を経過することによって終了する」(民法627条1項)と定めているため、労働者から辞職の意思表示をされれば、会社が承認しなくても14日後には退職の効力が発生します。

　退職の申し出期限については業種の特性や業務上の事情により異なり、「3カ月前までに退職願を提出しなければならない」との規定が無

効と判断された裁判例もあります。しかし、中小規模病院では、代替要員や人材確保の都合から「2、3カ月の余裕が欲しい」という管理職の声があるのも事実です。退職届の提出は1カ月前、退職の申し出（直属の上司への意思表示）は3カ月前というように、訓示的に規定して、周知しましょう。

能力の高い中堅クラスの看護職の突然の退職

　問題職員の退職とは違い、仕事のできる中堅職員の急な退職となると、中小規模病院でなくても大きな痛手です。主任など中堅クラスの看護師が退職する理由に、「責任ある立場を担いたくない」というケースがあります。看護ケアを含めた看護業務に集中したいのに、会議や委員会活動など、さまざまな業務への参加を求められることに負担を感じるからです。

　看護職の中には「師長になりたくない」という人が少なくないと、現場ではよく聞きます。こうした看護職の離職理由が看護業務以外の業務の過重負担だとするならば、役割を分散させるなど業務の見直しを検討すべきでしょう。

　他方、「責任ある立場を担いたくない」と考える中堅看護師が「組織として必要な人材なのか」とも言えますので、業務の見直しだけでなく、中長期的な視点での人事戦略が必要になるでしょう。

退職の申し出期限の規定例

> **（退　　職）**
> 2　職員が自己の都合により退職しようとするときは、少なくとも30日前までに文書により退職の申し出をしなければならない。この場合、職員は信義誠実の原則を遵守し、担当業務に支障を与えないよう、<u>少なくとも3カ月以上前に直属の上司に退職の申し出を行うよう努めるものとする。</u>

2 突然出勤しなくなった職員への懲戒プロセス

Q 人員不足で長時間の残業が続いていた検査技師が無断欠勤をしてから2週間ほどが経ちます。所属長と本人の自宅マンションを訪ねても応答がなく、携帯電話にもメールにも反応がありません。どのように対応すべきでしょうか。

A 無断欠勤「14日以上」で懲戒解雇、「30日以上」で自然退職

　一般的に、「無断欠勤をした」という事実だけでは懲戒処分の対象とはならず、無断欠勤をした日数や職場秩序を乱したなどの実害が発生している（発生する恐れがある）場合に、はじめて懲戒事由になるとされています。職員と連絡が取れなくなった場合は無断欠勤として扱い、音信不通となった日数により懲戒処分を課し、「14日以上」など一定期間、継続したときに懲戒解雇事由として規定します。

　この「14日以上」の法的根拠に、解雇予告除外認定の基準の一つに「原則として2週間以上正当な理由なく無断欠勤し、出勤の督促に応じない場合」があります（昭和23.11.11基発第1637号、昭和31.3.1基発第111号）。

　ただし、音信不通となって2週間が経過したらといって解雇が正当と認められるわけではなく、その間、携帯電話やメール等による「出勤の督促を行ったにもかかわらず」というプロセスを踏む（記録を残す）必要があります。それでもなお連絡がとれず30日が経過してしまったとき、就業規則の一般退職の条項に「職員が行方不明となり、30日以上連絡がとれないとき」の規定に基づき、自然退職扱いとするのが一般的なプロセスです。

懲戒処分の種類

　前提として、軽い処分でも就業規則に根拠となる規定（懲戒事由等）がなければ懲戒はできず、懲戒権の濫用と判断されます。

①け ん 責……始末書を提出させて将来を戒めること。始末書を提出しなくてもけん責は可能。けん責より軽い「戒告」（注意・指導で済ませる）を規定することもある。実務上は、戒告やけん責を繰り返しても改まらないときに、より重い処分を課すことが多い

②減　　給……一般的に「減給の制裁」（労基法91条）を指す。減給する場合は、「1回の額が平均賃金の1日分の半額、総額が一賃金支払期における賃金総額の10分の1以内」とされている。基本給を引き下げることは労働条件の不利益変更に当たる

③出勤停止……出勤停止期間中の賃金を支払わない場合は、就業規則に規定しておく。出勤停止の期間について、1カ月程度でも公序良俗（民法90条）に反して無効とされる可能性もある。一般的には1～2週間程度

④諭旨退職……懲戒解雇に相当する事由がある場合に、労働者に退職届の提出を勧告し、それに従わない場合には懲戒解雇とする取り扱いが一般的

⑤懲戒解雇……最も重い懲戒処分で、解雇予告も解雇予告手当も支払わずに即日解雇となるのが一般的

　懲戒規定の内容について労基法上の制限はなく、公序良俗違反とならない限り病院が自由に決められます。ただし、労働契約法第15条において、「使用者が労働者を懲戒することができる場合において、当該懲戒が、当該懲戒に係る労働者の行為を性質及び態様その他の事情に照らして、客観的に合理的な理由を欠き、社会通念上相当であると認められない場合は、その権利を濫用したものとして、当該懲戒は、無効とする」と定められており、懲戒事由に合理性がない場合は、懲戒権の濫用と判断さ

れる場合があります。

普通解雇と懲戒解雇の区分
　解雇は、労働者の能力不足や勤務態度不良による「普通解雇」、労働者の非違行為による「懲戒解雇」、会社の経営不振等による「整理解雇」に大きく３つに分けられます。
　「普通解雇」とは、労働者が労務の提供をできないために、使用者が一方的に労働契約を解消することです。心身の事情で働けなくなった、著しく協調性に欠け業務に支障を生じさせ改善の見込みもないなど、労働契約の継続が困難なときに認められています。
　他方、「懲戒解雇」は従業員が極めて悪質な規律違反や非行を行ったときに、最も重い懲戒処分として行うものです。懲戒解雇の事由は、事案が悪質、重大または繰り返し行われているような場合です。

【実録】メンタル不調？
採用後１カ月で出勤しなくなった看護師
　１カ月ちょっと前に中途採用した看護師（30代女性）が突然出勤しなくなった。再三の出勤要請にも応じず、師長と総務課長とで自宅を訪ねても応答なし（おそらく居留守のよう）。たまに電話がつながると、本人は「続けたい」、「出勤します」と言うものの、その後も出勤せず。休職を検討しようにも就業規則では医師の診断書を必要としているため、それも対処できない。病院としては辞めてもらいたいのだが……。

欠勤が30日以上続いているが「出勤の意思は示している」
　無断欠勤の日数の長短はありますが、一般的に「よくある話」で、メンタル不調による無断欠勤が疑われる典型的なケースです。状況によりますが、就業規則に基づき、普通退職扱いか懲戒解雇とするケースですが、今回の状況と論点は次のように整理されます。

第5章　退職・懲戒・解雇、トラブル場面の実務

・出勤の督促を再三にわたり行っている
・上記のプロセスを日時入りで記録（証拠）を残している
・無断欠勤等による退職ついて就業規則に規定があり、「周知」されている
・30日以上の欠勤は続いているが、出勤の意思は示している

　問題を少々ややこしくさせているのが4つめの「出勤の意思は示している」という点です。欠勤は30日以上続いているものの、たまに連絡がついて「続けたい」と働く意思を示していることです。

　今回のように職員と連絡が取れなくなった場合、「無断欠勤をした」という事実だけでは懲戒処分の対象にはできません。無断欠勤をした日数やほかの職員に悪影響を与えて職場秩序を乱したなどの実害が発生している（あるいは発生する恐れがある）場合に、はじめて懲戒事由になるものと理解してください。1、2日の無断欠勤ならば所属長が連絡を取って事情を聴き、注意指導を行うのが通常でしょう。

　実務上は無断欠勤として扱い、そのまま音信不通となった日数（一般的に14日以上）により懲戒処分を検討します。なおも出勤の督促に応じず、本人と連絡が取れないまま1カ月以上経過したときに、就業規則の普通退職条項の「職員が行方不明となり、30日以上連絡がとれないとき」などの規定に基づいて自然退職扱いとするのが一般的です。その間、携帯電話やメール等による「出勤の督促を再三にわたり行った」というプロセスを踏む必要があります。肝心なのは、このプロセスを「記録する」ことです。簡単な箇条書きでもよいので「証拠」を残すことです。

　また、業務上の重要書類とロッカーの鍵をもち帰ったまま無断欠勤を続けているため、懲戒解雇もあり得るケースなのですが、「続けたい」「出勤します」という本人の意思表示が示されている以上、安易に退職や解雇の手続きを取ることもできません。ちなみにこの病院は、経験者採用の場合には試用期間は設けておらず、休職規程に「勤続1年未満の者」という除外規定もないため、仮に、メンタル疾患を理由に医師の診断書

が提出されれば、休職を適用する余地は残されており、総務ではそれも視野に入れた対応を当初は取っていました。

　今回、この病院では次のように対処しました。

・無断欠勤をした翌日に看護部長と事務長が本人の自宅を訪ねた（居留守を使われた）
　↓
・その後、本人の携帯電話やメール、文書を通じて再三にわたり出勤を要請した
　↓
・無断で持ち帰っている業務資料や鍵を返却するよう要請した
　↓
・これらの過程を時系列で記録として残した

突然、本人が病院にやってきて「辞めます」といって去っていった

　今回のようなケースでめざすべきは退職勧奨による合意退職ですが、図表31に示した「ステップ３」の段階にすでに入っています。そこで筆者は事務長と総務課長と相談し、「現状のままだと○月○日付けで普通退職扱いとなる」旨の最後通告の書面を通知して決着させることにしました。しかし、発送直前になって突然本人が病院にやってきて、「辞めます」といって書類や鍵を返却し、退職していったため、一同、あぜんとしたといいます。

　後日談ですが、この看護師、この病院に採用された後、前職の雇用保険の喪失手続きのズレが発覚する（前の職場で退職扱いとなっていない疑いあり）など、無断欠勤の"常習犯"の可能性もないわけではないと聞かされ、なんとも後味の悪い結末となりました。

図表31　無断欠勤等による懲戒・退職勧奨の一般的プロセス

ステップ1　【出勤の督促】

・電話、メール等による出勤の促し
・書面による出勤の督促（書面による出社命令）

↓

ステップ2　【本人、関係者への接触】

・自宅訪問による所在確認と出勤の督促
・居留守もあるため書置きを残す
・身元保証人、緊急連絡先への連絡
　↓
　なおも無断欠勤が14日以上（ないし30日以上）続く
　↓

ステップ3　【退職の勧奨】

・懲戒権発動の段階であることを相手に知らせる（書面通知）
・退職勧奨を行い「合意退職」を目指す
　※「会社都合退職」のメリットと「自己都合退職」（懲戒解雇）のデメリットも
　　通知
　↓
　それでも欠勤が続き、退職にも応じない
　↓

ステップ4　【懲戒権発動】

・懲戒解雇（状況により普通退職）

3 能力不足の職員は、解雇ではなく合意退職を目指す

> **Q** 同僚との協調性がなく、問題行動の多い看護職員のAですが、患者さんからの評判も悪く、対応に苦慮しています。注意・指導をしても改善がみられないため、看護部長と協議の末、退職勧奨を検討しています。

> **A** 注意・指導を繰り返して改善を促した事実とプロセスが重要

　職員の能力不足を理由に解雇する場合、通常は「普通解雇」の規定に基づいて行います。就業規則の普通解雇事由に、「勤務状況が不良で、職責を果たし得ないとき」「協調性がなく、注意及び指導をしても改善の見込みがないとき」というように規定します。

　ただし、勤務態度不良というだけで解雇するのは大きなリスクです。実務上は、**注意・指導を繰り返し、必要に応じて配置換えを行います。それでも勤務態度が改まらない場合に退職勧奨を行い、合意退職に持っていくというのが現実的な対応**でしょう。解雇を検討する前に退職勧奨を行い、本人の言い分も聞く機会を設けるべきです。

　労働契約法16条では、「解雇は、客観的に合理的な理由を欠き、社会通念上相当であると認められない場合は、その権利を濫用したものとして、無効とする」と規定し、解雇権の濫用は許されません。半面、本人への指導・注意を繰り返したことで、解雇が有効とされた裁判例はいくつもあります。この際、注意・指導をした事実を記録しておくことも有効でしょう。

第5章　退職・懲戒・解雇、トラブル場面の実務

一般の職員と管理職とでは解雇判断のハードルは違う

　能力不足を理由にした解雇は困難でも、一般の職員と管理職とでは解雇権の濫用を判断する基準は異なります。例えば、同じ中途採用の職員であっても、20歳代の一般の看護職と、ヘッドハンティング等で看護部長として採用した者とでは同じ基準で判断できません。

　一般職員であれば、職務遂行能力が劣るからというだけでは解雇はできず、本人の能力の資質の向上を図ることが求められます。他方、看護部長など管理職として中途採用されたケースでは、特定の地位での職務を遂行する能力と適格性のあることが労働契約の債務の内容になっているため、本人のパフォーマンスが著しく低い場合には、能力不足を理由とする解雇が有効とされた裁判例はいくつもあります（持田製薬事件　昭63.2.22　東京高裁　労判517号63頁／ユーマート事件　平5.11.26　東京地裁　労判647号59頁／ヒロセ電機事件　平14.10.22　東京地裁　労判838号15頁など）。

　ただし、裁判で有効とされても解雇に変わりはありません。病院も無傷では終わりません。一定期間猶予を与え、挽回の機会を与えることを検討する必要があるでしょう。

有効な退職勧奨には職員の「自由意志の担保」が不可欠

　病院が一方的に「辞めろ」という解雇と違い、「辞めたらどうか」との促しに職員が自らの意思で「分かりました」と同意すれば、解雇ではなく「合意退職」（病院都合退職）に該当します。退職勧奨が有効とされた過去の裁判例を見ても、強制ではなく、職員の"自由な意思の担保"の有無が解雇と退職勧奨の分かれ目となっています。

　労働者が退職勧奨に応じない姿勢を明確にしているにもかかわらず、多数回にわたり行ったり、本人の人格を否定するような言動があった場合などは、違法な退職勧奨として否定されている裁判例は数多くあります。職員が退職勧奨に応じる姿勢がまったくない場合は、専門家の判断を仰いだうえで、解雇を検討せざるを得ない場合もあるでしょう。

4 解雇予告と解雇予告手当の実務

Q 勤務態度不良の職員について、再三の注意・指導にも改善の見込みがないため、やむなく解雇を検討中です。以前にも同じようなことがあり、解雇予告手当の支払いを拒否されたことがありますが、どう対処するのがいいでしょうか。

A 解雇予告手当は「本人が受け取れる状況」にしておくことで足りる

　職員を解雇しようとする場合は、少なくとも30日以上前に予告をするか、予告に代えて30日分以上の平均賃金を支払わなければなりません（労働基準法20条）。

　解雇予告手当の支払い時期については、「解雇の申し渡しと同時に支払うべき」（昭23.3.17基発464号）とされています。また、支払い方法については、解雇予告手当は賃金には該当しないため、「直接払いの原則」（労働基準法24条）の適用は受けませんが、同条に準じて通貨で直接払いをすることとされています（前出通達および昭23.8.18基収2520号）。

　実務上、即日解雇の場合は解雇の申し渡しと同時に銀行振り込みとしますが、解雇が数日後に予告されるケースでは、解雇予告手当の支払日は必ずしも明確になっていないので、解雇日に支払えば足りると考えられます。

　また、職員が欠勤していて解雇予告手当を支払えなかったり、解雇を認めず解雇予告手当の受領を拒否する場合があります。その場合、「労働者が受け取り得る状態におく」ことで要件を満たし（昭63.3.14基発

— 152 —

150号)、「支払日を指定し、その日に本人不参のときはその指定日」に解雇予告手当を支払ったとされます。したがって、本人の認否に関係なく、職員が受け取ることができる状態にすれば足りますが、法務局に供託することもできます。

普通解雇の「手続き」に関する規定例

> （解　雇）
> 第○条
>   2　前項の規定により職員を解雇する場合は、次の各号に掲げる者を除き、30日前に本人に予告する。予告をしないときは平均賃金の30日分の解雇予告手当を支給して即時解雇する。ただし、予告日数は解雇予告手当を支払った日数だけ短縮することができる。
>   ①日々雇い入れられる者で、雇用期間が1カ月を超えない者
>   ②2カ月以内の期間を定めて雇用した者
>   ③試用期間中であって、採用の日から14日以内の者
>   ④本人の責めに帰すべき事由により解雇される場合で、労働基準監督署長の認定を受けた者
>   3　前項の規定は、天災事変その他やむを得ない事由により事業の継続が不可能となった場合における解雇であって、労働基準監督署長の認定を受けたときは適用しない。
>   4　前項の規定による職員の解雇に際して、当該職員より請求があった場合は、解雇の理由を記載した解雇理由証明書を交付する。

5　1年前のケガを「あれは労災だ」と突然言われたら

Q 先日、看護師の1人が、1年前の業務中のケガが原因で腰痛になったから労災を申請したい、と突然、申し出てきました。ただ、当時の状況を把握している者はほとんどおらず、師長も報告を受けていません。病院としては安易に労災と認めたくないのが本音ですが、どう対処するのがよいでしょうか。

A 診断名の「腰椎分離症」は労災と認められにくい

　原因となる事故発生日が労災申請をする1年も前となると、認定の難易度はいっそう増します。しかし、相当時間がたってから「あれは労災だ」と申し出てくるケースは少なくありません。

　コロナ禍の6月上旬、看護部一の"問題職員"の常勤看護師A（62歳）が、病棟師長に1年前の仕事中のケガが原因で腰痛になったから労災申請をしたいと申し出てきました。ケガをした際の状況と受診した病院を報告するよう師長がAに依頼したところ、後日、Aから手書きの報告書が提出されました。以下、事故当時の状況と本人の主張を要約します。

- 昨年の6月30日早朝、夜勤明けだったAは、隔離室前（精神科病棟）に置かれた簡易ベッド（約32kg）を一人で運んでいたが、途中から早番のヘルパーBと2人で私物庫まで運んだ。
- この作業中に腰をひねり、腰痛になったとAは主張。当直明けと翌公休日は自宅で安静にしていたが、だんだんと腰が痛くなり激痛があったため、7月2日になって整形外科を受診。そこで「右第5腰

椎分離症」と診断され、今も通院中とのこと。
・自分の健康保険証を使って整形外科を受診しているが、その理由を「労災を申請してもいいとは知らなかった」と本人は主張。
・事務長がヘルパーBに当時の状況を確認すると「痛いとか何も言ってなかったし、その後も何も言われなかった」との説明があった。
・Aは当時のことを病棟師長にも誰にも報告しなかったとのこと。また、事務長が整形外科に確認したところ、「仕事中のケガだという説明は一切なかった」とのこと。

以上が当時の状況です。災害としての事実を確認（認識）した者がいない労災請求のケースで、病院側が取るべき対応はいくつかあります。

①本人の主張をどこまで信用するか、通常通りに労災申請させるべきか（すべきか）。
②労災申請するためには、健康保険から労災保険への切り替え手続きが必要（手間がかかる）。
③災害時から１年以上経過していることに加えて、「腰椎分離症」が労災として認められにくい。

今回、Aの報告書や言動には疑義も多く、事務長や看護部長は労災請求を拒むわけにはいかないが（本音は労災申請したくない）、Aの主張を全面的に認めたくはないという見解です。そこで対応を一任された筆者は、まず①について、「事業主証明拒否」を提案してみました。

(1) 「事業主証明拒否」という"飛び道具"

労災申請では、労働者が行う保険給付の請求手続に協力し、必要な証明をしなければならないとされています（労災保険法施行規則第23条）。この労災請求書の事業主の署名のことを「事業主証明」といいます。ただ、当日職場に居合わせた者がいない、本人からも報告を受けていない

場合、仕事中の事故なのか病院として事実確認ができません。こうした場合、事業主にも意見を申し出る権利があり、事業主証明を拒否し、請求書の添付資料として労働基準監督署長へ文書で意見（事業主証明拒否理由書）を申し出るものです。ただし、事業主証明拒否は労災認定の結果に直接影響を与えるものではありません。

　今回、筆者は事務長と協議し、最近のAの態度が"一時的に"落ち着いていること、当時一緒に作業した者（ヘルパーB）がいることを考慮し、事業主証明は拒否しないで、代わりに病院側の主張をまとめた「申立書」を添えて提出することにしました。

(2)　**健康保険から労災保険への切り替え**

　仕事中のケガなのに職員が誤って健康保険証を使って受診することはよくあることです。この場合、健康保険から労災保険への切り替え手続きを行い、いったん治療費の全額を職員が自己負担したうえで労災保険を請求する手続きとなります（**図表32**）。労災保険が適用されると、治療費の全額が保険適用になり、本人の一部負担はなくなります。受診した病院で健康保険から労災保険へ切り替えができれば問題はありませんが、受診日から相当の時間が経過すると、レセプトの締切日の関係上、切り替えられないことがあります。一連の手続きは、事業主証明拒否をするケースでは、労働者がすべて自分で行うケースが多いと思います。

(3)　**「腰椎分離症」は労災認定されにくい**

　Aの整形外科での診断は「右第5腰椎分離症」という傷病名でした。一般に「腰椎分離症」は、腰部の過度のスポーツ動作によるストレスで起こる関節突起間部の疲労骨折とされ、病棟でベッドなど重いものを運んで腰をひねっただけで出る診断ではないといわれます。

　その後、労基署の窓口に労災申請をしたのは7月下旬。災害から時間が経過していること、傷病名（腰椎分離症）の点から調査事案のため審査に時間を要することを担当者から告げられましたが、今回はコロナ禍

第5章　退職・懲戒・解雇、トラブル場面の実務

図表32　健康保険から労災保険への切り替え手続き

【場面】

業務中の転倒等が原因でケガをしたにもかかわらず、職員が誤って（労災申請できるとは知らずに）自分の健康保険証を使用してA病院（整形外科）を受診した。

↓

受診したA病院に確認してみると、健康保険から労災保険への切り替えが

できる / **できない**

【できる】
- A病院で
  - 窓口で支払った医療費が返還される
  - 労災保険の「療養補償給付たる療養の給付請求書」【様式第5号】を窓口に提出する

（吹き出し）
- いったん医療費の全額を自己負担する！
- 受診した病院の「医師の証明」が必要！
- 勤務先の病院の「事業主証明」が必要！

窓口に提出するのは病院、本人、顧問社労士のいずれでもよい。「事業主証明拒否」がある場合は本人が提出するケースが多い

【できない】
- 協会けんぽまたは健康保険組合で、
  - （本人ないし病院が）協会けんぽまたは健康保険組合に業務災害である旨を申し出る。医療費返納の納付書が届いたら、本人が返納金を金融機関に振り込む
- A病院で、
  - 労災保険の「療養補償給付たる療養の費用請求書」【様式第7号（1）】の医師証明欄に記入してもらう
- 勤務先の病院で
  - 【様式第7号（1）】の事業主証明欄等に必要記載事項を記入してもらう
- 労働基準監督署に
  - 【様式第7号（1）】、返納金の領収書、A病院で支払った窓口一部負担金の領収書（なくても受理される）を添えて労働基準監督署に提出し、治療費の請求をする。薬局の処方を請求する場合は別途【様式第7号（2）】で請求する

ということもあって、実地調査ではなく、報告書等を提出する形式のみで行われました。

　8月中旬、病院が労基署から提出を求められた報告書は、「災害性の原因によらない腰痛に係る報告」でした。「災害性腰痛」ではない時点で、労災と認められない可能性が高いといえます。報告書には当時の勤務状況や既往歴を記入し、当時の作業状況を再現した写真なども添付しました。そして9月初旬、事務長が資料を添えて報告書を提出した際も、担

当者から同様の趣旨のことを言われたようです。労災として認定されなかった場合、全額自己負担した治療費は再度、健康保険に切り替えることはできます。労災の認定結果は、労働者本人に直接通知されます。結果、9月30日に「不支給決定」の通知が本人宛に届きました。

看護職の腰痛は「職業病」

　厚生労働省の調査によると、令和5年に4日以上休む必要があった業務上疾病発生件数7,483件のうち、保健衛生業（医療・社会福祉施設）は2,403件（32％）と最多で、そのうち腰痛（災害性腰痛）は2,194件（91％）と大多数を占めます。実際に労災認定された腰痛の件数は公表されませんが、労災として認定される腰痛と認定されにくい腰痛があります。

　労災保険における「業務上腰痛の認定基準」では、腰痛を「災害性腰痛」と「非災害性腰痛」の2種類に区分しています（**図表33**）。「災害性腰痛」は、仕事中の突発的なケガが原因による腰痛のことで、何かの動作をしたときに突然、腰が痛くなるケースです。「非災害性腰痛」は、腰に過度な負担がかかる仕事を長期間行うことで腰への負担が蓄積された腰痛をいいます。一般的に「災害性腰痛」は労災認定されやすく、「疲労性腰痛」ともいわれる「非災害性腰痛」は認定されにくい傾向にあります。日々の業務の蓄積による腰痛は認められづらく、看護師の腰痛の多くはこの「非災害性腰痛」と判断される傾向にあります。

図表33　腰痛の労災認定基準

1.「災害性の原因による腰痛」（災害性腰痛）

　負傷などによる腰痛で、次の（1）（2）の要件をどちらも満たすもの。
（1）腰の負傷またはその負傷の原因となった急激な力の作用が、仕事中の突発的な出来事によって生じたと明らかに認められること
（2）腰に作用した力が腰痛を発症させ、または腰痛の既往症・基礎疾患を著しく悪化させたと医学的に認められること
　なお、「ぎっくり腰」（病名「急性腰痛症」）は、日常的な動作の中で生じるため、たとえ仕事中に発症したとしても労災補償の対象とは認められない。ただし、発症時の動作や姿勢の異常性などから、腰への強い力の作用があった場合には業務上と認められることがある。

2.「災害性の原因によらない腰痛」（非災害性腰痛）

　突発的な出来事が原因ではなく、重量物を取り扱う仕事など日々の業務が腰へ過度の負担をかける仕事に従事する労働者に発症した腰痛で、作業の状態や作業期間などからみて、仕事が原因で発症したと認められるもの。その発症原因により、次の（1）と（2）に区分して判断される。
（1）筋肉等の疲労を原因とした腰痛
　20kg以上の重量物を繰り返し中腰の姿勢で取り扱う業務（湾港荷役など）、長時間同一の姿勢を持続して行う業務（長距離トラックの運転業務など）などに約3カ月以上従事したことによる筋肉等の疲労を原因として発症した腰痛は労災補償の対象となる。
（2）骨の変化を原因とした腰痛
　30kg以上の重量物を、労働時間の3分の1程度以上に及んで取り扱う業務などに約10年以上にわたり継続して従事したことによる骨の変化を原因として発症した腰痛は、労災補償の対象となる。
　なお、腰痛は加齢による骨の変化によって発症することが多いため、骨の変化を原因とした腰痛が労災補償の対象と認められるには、その変化が「通常の加齢による骨の変化の程度を明らかに超える場合」に限られる。

※「業務上腰痛の認定基準」（厚生労働省）

第6章

ハラスメント対応の実務
～パワハラ・セクハラ・マタハラ・カスハラ～

1 「パワハラ対策義務化」をあらためて理解、周知する

Q ①スタッフを少しきつく叱るだけで「それはパワハラです」と言い出す者がいて、指導が難しいという管理職が多い。指導とパワハラの線引きをどう考えて、周知すればよいか。
②ハラスメント対策は当院でも真剣に考えており、相談体制の整備やルールづくりを検討中です。日常的に管理職が部下からパワハラの相談を受けたとき、どのように対応するのが適切でしょうか。

A 「パワハラは許さない！」の姿勢と相談窓口を周知すること

　コロナ禍の2020年6月にパワハラ防止義務を規定した改正労働施策総合推進法が施行され、中小企業も2022年4月から適用されました（**図表34、35**）。いくつかの措置義務が課されていますが、事業主が適切な措置を講じていない場合には労働局の指導対象となり、悪質な事例については企業名を公表できます。事案と結果によっては使用者の安全配慮義務違反（労働契約法5条）にも問われ、裁判まで持ち込まれるケースも増えました。事業主の措置義務についてあらためて確認しておきましょう。

●相談窓口の設置
　相談窓口を院内もしくは法人本部（主に事務部門）に設置するケースと、外部相談窓口（専門業者・弁護士事務所・社労士事務所など）を設置しているケースがあります。中小規模の病院では事務長が相談窓口となっているケースが多いのですが、ただでさえ多忙なうえに、何度も相談対応しているうちに事務長自身がパワハラ扱いされこともあり、実際

図表34
パワハラ防止措置義務（労働施策総合推進法）
＊2020年6月1日施行（中小企業は2022年4月施行）

1. 事業主の方針等の明確化及びその周知啓発
パワハラに関する方針等を就業規則に定めるなど

2. 相談に応じ、適切に対応するために必要な体制の整備
相談窓口を設置し、相談フローを定め、周知する（院内掲示等）

3. 職場におけるパワハラに関する事後の迅速かつ適切な対応
事実関係の迅速な確認、相談者へのケアや再発防止策を講じる

労働局（労働基準監督署）に相談
・あっせん制度による解決
・紛争解決の援助（助言・指導・調停）
援助は、基本的に口頭（電話）で行い、事業者の理解が進まない場合は出頭を要請したり、調停に進む。あっせんも援助も紛争状態でしか利用できない。

に労働局の相談でも事務長が加害者である事案が多いようです。

● **職員への周知・啓発（ポスター掲示、院内研修など）**

　院内研修は一定の効果が期待できます。パワハラの定義（**図表36**）を元に「パワハラにあたるかどうか」の判断基準について研修を通じて管理職および職員に周知していく必要はあるでしょう。また、管理職に対しては「パワハラ」という直接的な表現ではなく、「アンガーマネジメント」などをテーマにしたほうが管理職も受け入れやすく、スキルアップにつながる場合もあります。

● **被害者のケアや再発防止、加害者に対する懲戒規程の整備**

　ハラスメント問題の対応として最も重要な取り組みです。改正法では、事実関係を迅速かつ正確に確認すること、速やかに被害者に対する配慮の措置を適正に行うこと、行為者に対する措置を適正に行うこと、再発

図表35 ハラスメントに関する相談対応フロー

相談窓口
① 相談者との面談（一次対応） — プライバシーが確保できる場所を準備　秘密は絶対に厳守！（個人情報に十分注意）
② 事実関係の確認 — 行為者・第三者（関係者）からヒアリング　＊必ず相談者の了解をとってから行う
③ 行為者、相談者への対応を検討 — 配置転換・関係改善援助・メンタルケア等　＊懲戒に値する場合は処分内容を検討
④ 行為者・相談者へのフォロー
⑤ 再発防止策の検討

ヒアリングの流れ
①相談者
②第三者（同じ部署の職員など）
③行為者

▶重要なのは第三者へのヒアリング。パワハラと思われる行為が、どういう状況で、どういう人間関係のもとで行われたのかを把握する。被害者が自分の落ち度を一切語らない、話を大きくするケースもある。

②→①の順でヒアリングして当事者の関係や勤務態度などを事前に把握する場合もあるが、事前に収集した情報で先入観を持たず、相談者の面談では傾聴を心掛ける

防止に向けた措置を講ずること、就業規則に関係規定を設けて社内ルールを明確化にすることが求められています。

部下への気遣いは逆効果？「指導」の目的意識をしっかり持つ

　管理職には部下を指導・育成する責務があり、時には厳しい指導も必要です。パワハラと言われない注意・指導法を整理しておきます。

❶機嫌で叱らない、感情をぶつけない（怒鳴るは厳禁）
❷人格否定をしない（容姿や性格、学歴や能力を含めて）
❸他のスタッフの前で叱らない
❹長々と注意・指導をしない（メールの長文も）
❺注意・指導をメールだけで済ませない
❻注意・指導はしての性格に応じて

　叱った後のフォローも重要です。翌日などに励ましの言葉をかける心遣いがあるだけで違います。

第6章　ハラスメント対応の実務～パワハラ・セクハラ・マタハラ・カスハラ～

図表36　パワーハラスメントの3つの構成要素と6つの行為類型

◆パワーハラスメントの定義

> 3要素すべて満たすものを
> パワハラと定義される

①優越的な関係を背景とした	職位上位の人の言動、同僚や部下でも業務上必要な知識や豊富な経験を持ち、その人の協力を得なければ仕事ができない人の言動など
②業務上の必要かつ相当な範囲を超えた言動により	業務上明らかに必要のない言動、業務の目的を大きく逸脱した言動、回数などが社会通念上の許容範囲を超える
③就業環境を害すること（身体的もしくは精神的な苦痛を与えること）	相手の人格や尊厳を傷つける発言を繰り返し行うことで精神的苦痛を与えること。「お前は本当にクズだ」「死んでしまえ！」「早く辞めろ！」など

> ②が最も多いパターン。叱咤激励は指導だが、表現や方法がパワハラに当たると判断されたケースも多い

◆上記の3つの構成要素を満たす6つの行為類型

代表的な言動類型	該当すると考えられる例	該当しないと考えられる例
①身体的な攻撃（暴行・傷害）	・殴打、足蹴りをする ・相手に物を投げつける	・誤ってぶつかる
②精神的な攻撃（脅迫・名誉毀損・侮蔑・ひどい暴言）	・人格を否定するような言動をする ・必要以上に長時間にわたり厳しい叱責をする ・他の労働者の目の前で大声で叱責を繰り返す ・相手の能力を否定し、罵倒するような内容の電子メール等を送信する	・重大な問題に対し、一定程度強く注意する ・遅刻など社会的ルールを欠いた言動が見られ、再三注意してもそれが改善されない部下に対して上司が強く注意をする
③人間関係からの切り離し（隔離・仲間外し・無視）	・自身の意に沿わない職員を仕事から外し、長期間にわたり別室に隔離したり、自宅研修させたりする ・集団で無視をし、職場で孤立させる	・新規採用者を育成するために短期的・集中的に別室で研修等の教育を実施する
④過大な要求（業務上明らかに不要なことや遂行不可能なことの強制・仕事の妨害）	・長期間、直接勤務に関係のない肉体的に負担のかかる作業を命ずる ・新入職員に必要な教育を行わずに難しい業務を与え、達成できなかったら厳しく叱責する ・業務とは関係のない私的な雑用処理をさせる	・職員を育成するために現状よりも少し高いレベルの業務を任せる ※「少し高いレベル」というのは人によって違う
⑤過小な要求（業務上の合理性なく、能力や経験とかけ離れた程度の低い仕事を命じることや仕事を与えないこと）	・嫌がらせのために仕事を与えない ・管理職である職員を退職させるため、誰でもできる仕事をさせる	・職員の能力に応じて業務の内容や業務量を軽減する
⑥個の侵害（私的なことに過度に立ち入ること）	・職場外でも継続的に監視したり、私物の写真撮影をする ・プライベートについて執拗に問われる ・性的指向・性自認や病歴、不妊治療等の個人情報を、本人の了解を得ずに周囲に暴露する	・職員への配慮を目的として、家族の状況などについてヒアリングを行う ・本人の了解を得て、性的指向・性自認や病歴、不妊治療等の個人情報を人事担当者に必要な範囲で伝えて配慮する

※厚生労働省のリーフレットより作成

2 実録・医療機関のハラスメント(1)
◇仕事ができない被害者VS性格はきついが評判のよい行為者

【事案】

> 職　場：精神科病棟
> 被害者：准看護師A（男性）。仕事ができない、謙虚さがない、スタッフのほぼ全員から嫌われている
> 行為者：看護師B（男性）。性格はきついが、仕事はできる。スタッフからの評判も比較的よい

問題の本質がパワハラなのか、別のところにあるのか

◆相談内容

　日勤を終えて帰ろうとするAを階段まで追いかけてきたBが「仕事をきちんと終えていないのにもう帰るのか！」と、Aの（太っている）体型を揶揄しながら厳しく叱責した。翌日Aは病棟主任に「パワハラだ」と強く訴えた。

　「4年前からBさんにパワハラを受けている。今までのことを謝罪してほしい」と主張するA

　この病院では、ハラスメントの相談窓口は事務長。病棟主任から相談を受けた事務長は、A・B両者との面談の前に事実関係などを確認するため、関係スタッフにヒアリングすると次のようなことが把握できた。

・被害者のAには謙虚さがなく、目上の者に対する口の利き方がなっていないなど、人間性にやや問題がある
・体型的なことまで揶揄したBの発言は認められないが、「いたってまともな人で、とくに問題があるとは思わない」という人物評も

ヒアリングの結果、当初は被害者Aを病棟異動させる方向でいた。

第6章　ハラスメント対応の実務〜パワハラ・セクハラ・マタハラ・カスハラ〜

◆対処方法

「これが正解」とは言えませんが、事務長から対処方法について相談された筆者は、次にように助言しました。

- 聞き取り面談は、A→Bの順番で行い、複数人で立ち会って内容を記録すること。面談対応者は、事務長、看護部長、病棟主任の3人とし、部門責任者として看護部長（男性）には同席してもらうが、余計なことは一切言わないこと（スタッフからの人望がないため）。事務長を中心に話をすること（コミュニケーション力に優れた女性で人望もある）
- この面談は事実確認のために行うこと。Aが訴えたいことを自由に話してもらい、丁寧に聴くこと
- 「あなたにも悪いところがある」「それはパワハラとはいえない」といった趣旨はこの面談では一切言わないこと（とくに看護部長に言及）

Bとの面談では、「口調はきつかったかもしれないが、あくまで指導のつもり」であったこと、「体型的なことは冗談のつもりで言った」ことなどが確認できました。事務長は、Bの気持ちは十分にわかるが、言動については大人の対応として謝罪してほしいと伝え、Bはその後、Aに謝罪しました。重要なのはこの後、Aに対しての対応です。

事務長が再度、Aとふたりきりで話をしました。Bが謝罪をして異動すればよいという問題ではないこと、Aの普段の言動などについて諭すように事務長が話したところ、口のきき方など自分にも問題があったことは自覚していたようで、素直に進言を聞き入れたようです。

誤解のないように言いますが、パワハラ問題は、被害者にも問題があるケースが少なくありません。被害者本人にある程度の自覚があり、「自分も悪かった」という言葉をうまく引き出すことができれば、この問題はほぼ解決します。「これはパワハラにあたらない」と、一定程度パワハラの定義が明確化された今、**パワハラ問題に対応するときは、「問題の本質がパワハラなのか、別のところにあるのか」を意識しながら対応することがますます重要**になってきます。

3 実録・医療機関のハラスメント(2)
◇上司によるセクハラからパワハラに移行して休職に

【事案】

> 職　場：総合病院
> 被害者：臨床工学技士（正規職員）・女性、相談時は休職中
> 行為者：職場の上司・男性（60歳）

被害者の意向により行政指導を通じて病院に改善を促す

◆相談内容

　上司によるセクハラからパワハラに移行し、被害者が休職に至った事案。病院や外部相談窓口の対応にも問題があった。

　・相談者はハラスメントを起因とする症状のため、4カ月間休職。勤務先の病院に診断書は3回提出している。
　・行為者は相談者の上司(60歳)。相談者の以前の職場でも上司であり、この上司に誘われて現在の病院に転職した経緯がある。

▶11月、院長を含めた10名程度で飲み会。上司を自宅まで送ることになったときに上司からわいせつ行為を受け、その場で強く抵抗したため未遂に終わった。上司の寮の自宅に送ることになったのは、相談者はお酒を飲んでいなかったこと、自宅が上司と同じ方向であったこと。
　※この件について弁護士にも相談したが（市に紹介された無料相談）、セクハラを立証することは難しいと言われ相談は終わっている。

▶この一件を境にセクハラはなくなったが、上司からは「俺の言うことがわからないのか」との恫喝や、「開き直るな」と大声で怒鳴られるなどのパワハラを受けていた。さらに、大量の仕事を求められ、でき

ないと叱責を受け、その後もパワハラ行為はずっと続いた。
▶12月、医師の診断書を持参し、セクハラ等の行為について人事課に相談するが、外部相談窓口の相談員の連絡先が書かれた書面を渡される。
▶12月中旬、外部相談窓口のH相談員に初めてメールをした。H相談員から1月中には第三者にパワハラの聞き取りをする旨の返信があったが、その後連絡がないため3月に自分からH相談員にメールをすると、「上司と2回面談したが、セクハラ・パワハラ行為は認めていない。これ以上は相談員からの追求ができないため、病院側の対応になる」との回答。
▶3月中旬、人事担当者に連絡し、上司の面談内容について知りたいと相談したが教えてもらえなかった。ただ、上司は「セクハラもパワハラも身に覚えがない」と言っていると聞いた。また、開かれるはずの「ハラスメント委員会」についても、コロナ禍の影響で時間がかかると言われた。

相談者が望むことは2つ、
・4月末の復帰までに「ハラスメント委員会」を開催し、上司の厳正な処分と部署異動、できれば辞めてほしい。
・4月末までに報告徴収をお願いしたい。(4月に報告徴収を実施)

◆労働局の「報告徴収」
　男女雇用機会均等法、育児・介護休業法、パートタイム労働法、ハラスメント法制等の周知・徹底を目的に定期的に企業に対する実態調査を行い必要な是正措置を指示するもの。調査の目的・原因はさまざまですが、通常は、任意に選定した事業者を労働局へ呼び出し、法改正の周知や取組状況のヒアリング、必要に応じて是正指導を行います。本件のようなセクハラ問題は被害者が表沙汰にすることを望まないこともあり、報告徴収という手段を活用して問題提起し、間接的に企業に改善を促すというケースもあります。

実録・医療機関のハラスメント(3)
◇部下から師長への女性同士のセクハラ&パワハラ

【事案】

職　場：総合病院
被害者：看護師長（女性）
行為者：看護師（女性）

若手看護師から師長へのセクハラ。事務長の初動ミスで労働審判に発展

◆相談内容
　病棟師長（女性）が部下の看護師（女性）からのセクハラ行為をうけ、次第にパワハラ行為に転じたことで、精神的な苦痛から休職。事務長の対応のまずさもあって、労働審判に発展した事案。

▶看護師S（以下、S）は入職後、師長の部署に配属となり直属の部下となる。Sは積極的に夜勤を行うなど精力的に働く一方で、入職してすぐに職場での人間関係に悩み、師長に頻繁に相談するようになる。
▶師長もSの相談に毎回真摯に対応していたが、Sからプライベートで食事に誘われることが増えた。負担に思うことはあったが、仕事上の大切な仲間であり、部下であることからSの誘いに極力応じていた。
▶Sは師長が年上で、上司である関係性から当初は敬語を使っていたが、LINEでの連絡が日に数十件に及ぶようになった頃から敬語を使わなくなってきた。
▶夜勤などで師長と二人きりになると「うれしい」と発言するなど、Sの態度に違和感を覚えたため、師長はSのLINEに対して返信をしないなど、少しずつ距離をとるようになった。

第6章　ハラスメント対応の実務〜パワハラ・セクハラ・マタハラ・カスハラ〜

- ▶Sの行動は次第にエスカレート。勤務前や勤務後に師長が髪の毛を下ろしていると匂いをかいだり、師長の私物の匂いをかいで「この匂いが好き」と言うだけにとどまらず、抱きしめられたり、家に行きたいと言われるようになり、ついに「師長が好き」と思いを告げられてしまう。
- ▶師長はSを傷つけないように、Sの思いに答えられないことを告げると、Sの行動は一変し、パワハラ行為へと転じた。
- ▶Sは夜勤を突然休むなど師長が困ると思う行動をとるようになり、「シフト通りに出てほしければ食事に付き合え」と脅したり、業務命令に従わずに一日中無視をしたり、師長の人格を否定するような発言を繰り返すなどのパワハラ行為を職場で行うようになったため、病棟の他の看護師も異変を感じるようになった。
- ▶そこで師長は病院に設置されている相談窓口に相談したが、窓口である事務長は、「女性同士でセクハラは成立しない」、「部下からのパワハラは成立しない」と誤った法解釈で相談を放置。その後も何度か相談したが進展はなかった。
- ▶Sは自傷行為をした動画を師長にLINEで送り、「今すぐ家に来ないと死ぬ」と発言することが頻繁にあったが、師長は病院に相談しても何も動いてくれないと思い、Sの求めに応じるしかなくなっていた。
- ▶そして師長は精神的な苦痛から、とうとう休職せざるを得なくなった。休職期間中も、復職してSと働くことを考えるだけで復調するどころか悪化することから、病院に退職を申し出た。病院からは「師長に辞められると困る」と再三にわたり慰留されたが、結局退職することにした。
- ▶師長は病院に安全配慮義務違反があると考え、労働局や弁護士に相談し、労働局の「調停」と、地方裁判所の「労働審判」を選択肢に検討したが、Sからの行為が長期間にわたったことと、休業中に事務長に何度も相談したが真摯に対応してもらえなかったことから、弁護士の助言も受けて労働審判を選択した。

◆初動対応は迅速、公平に

　病院側の問題点は初動対応のまずさにあります。相談窓口である事務長が、「同性同士のセクハラ、部下からのパワハラは成立しない」と安易に判断し、当事者や第三者に聞き取り調査もせず、事実確認など法に定める防止措置を怠ったことです。労働施策総合推進法では、パワハラ防止措置義務を次のように定めています（抜粋）。

- ●相談体制の整備……相談窓口を設置し、相談に適切に対応できるようにすること
- ●問題が起こった時の事後の迅速かつ適切な対応……事実関係を迅速かつ正確に確認し、速やかに被害者に対する配慮のための措置を行うこと。事実関係の確認後、行為者に対する措置を適正に行うこと。

　また、Sと接触せずに済む部署への異動が可能であったにもかかわらず（師長の見解）、それも検討されなかったことも病院への不信感につながりました。

◆メールによる事務長の致命的なミス

　不信感をさらに助長させたのが事務長から休職中の師長へのメールでした。「あなたが休んでいるから現場が大変だ」、「管理職としてのあなたの責任を問うことになる」と脅かしともとれる内容や、「Sはレズビアンじゃないの」とSの悪口まで。また、「調査をしなかったのは申し訳なかった」と、調査しなかったことをメールで露呈するなど、病院が不利になるような証拠をすべてメールで残してしまっているのです。

　ハラスメント問題の対応において、相談者（被害者）とのメールのやり取りは証拠として残るため十分に注意する必要があります。最近は会社側も退職勧奨と受け取られないために、メールの文面の最後に「全面的にバックアップします」など優しい言葉を添えるようなケースが増えています。

第6章　ハラスメント対応の実務〜パワハラ・セクハラ・マタハラ・カスハラ〜

◆労働審判に発展したときのリスク

　ハラスメント問題に対応する労働局の調停は、紛争状態であれば無料で利用できますが、強制力はなく事業主が参加を拒否すればそこで終了となります。労働審判は事業主と労働者の労働関係のトラブルの解決に特化した裁判所の紛争解決制度で、申し立てた労働者の費用負担も、事業主が受ける金銭面や労力面のダメージも相当なものです。

◆病院が取るべき対応

　本件の初動対応として、相談窓口である事務長は相談者の師長の話に傾聴し、Ｓへのヒアリング、第三者（同じ病棟のスタッフなど）へのヒアリングを実施し、公平な立場で事実確認をきちんとすべきでした。セクハラは同性同士でも起こりうることです。女性同士、男性同士でもセクハラ事案はあり、特に夜勤のある医療・介護施設で多いといいます。女性同士のセクハラについては、相談窓口（事務長など）が「思い違いじゃないの？」、「あなたのことを慕っているのだから頑張って」と言いがちだといいます。

　また、パワハラ行為については、厚労省が示している定義（本章第１節）を参考に一定の判断を下し、Ｓに対して指導し、業務命令違反も含めて必要に応じて懲戒対象とすべきでした。パワハラの定義の１つに「優越的な関係を背景とした言動」とありますが、本件の場合、看護師Ｓが夜勤を突然休んだり、「シフト通りに出てほしければ食事に付き合え」と脅したり、シフトを盾にした「優越的な関係」といえます。

　師長がプライベートまでＳに付き合ってしまったことにも起因し、職場以外の要素も含む本件は対応が難しい事案かもしれませんが、ハラスメント問題として取るべき対応は他の事案と全く一緒です。

5 実録・医療機関のハラスメント(4)
◇ベテラン看護師のパワハラを注意→パワハラと逆ギレ

【事案】

> 職　場：総合病院
> 被害者：病棟内の看護師複数名
> 行為者：ベテラン看護師。勤続20年、役職なしの平職員

パワハラ行為者への注意・指導の仕方に注意

◆相談内容

　勤続20年のベテラン看護師による複数の同僚へのパワハラ事案。勝手すぎる行為を事務長が注意・指導したところ、逆に事務長の行為こそ「パワハラだ」と主張される。

▶勤続20年のベテラン看護師Kが、病棟の他の看護師複数名に対して、「注意書」（タオルの取り扱い方、薬剤師に依頼する手順等細かい指示）を勝手に発行したり、ルール変更を言い渡すなどの行為を繰り返す。指示に従わないと場所を問わず大声で叱責する、「バカ！」と罵るなどの行為を繰り返し、このことが原因で1年間で数名の退職者が出た。
▶Kに対しては、繰り返し師長や事務長から口頭で注意・指導をしているが、Kはそれに対し、理解を示し反省している様子は見せるが、またすぐに同じ行為を繰り返す。
▶最近、さらに2名が退職を申し出て理由を聞くと、Kから注意書を発行され、病院が出した正式なものではないため「受け取る必要はない」と言うと、Kは2名に対して重要な情報を教えない、無視をする、大勢の前で「バカ！」と罵倒するなどしたため、耐えられずに退職する

第6章　ハラスメント対応の実務～パワハラ・セクハラ・マタハラ・カスハラ～

とのことであった。
- ▶病院としてSの行動は看過できないと注意をすると、Kをターゲットに注意を続ける師長と事務長の行為こそがパワハラであると主張し、相談窓口に相談した。
- ▶Kにどう指導したら良いか分からず困っていると、事務長が労働局に相談した。
- ▶Kは今までは口頭での注意に対して反省の色を見せていたが、相談窓口に師長や事務長の行為をパワハラと訴えてからは「自分は何も悪いことはしていない。病院のために憎まれ役を買って出ているだけだ」との主張を繰り返す。自分は正しいことを言っているのになぜ怒られるのかとの態度を崩さない。
- ▶Kは誰よりも夜勤を多くやってくれるので、病院としても退職勧奨をしたり、懲戒処分まで踏み切れないでいる。

◆対処方法

　人事は公平であることが前提です。看護師Kの行為が正しいかどうかはKが判断するものではなく、病院が判断するものです。
　・勝手に「注意書」作ってスタッフに渡す
　・従わないスタッフに嫌がらせや暴言などパワハラ行為に及ぶ
　・Kの言動により複数名の退職者が出て職場環境が悪化している

　これだけの言動は十分に懲戒処分に値します。業務命令違反や職場風紀を乱す行為など就業規則に基づきロジカルに説明し、懲戒処分を課すなど、法に定めたパワハラ防止措置義務に則って進めるべきです。
　また、部相談窓口に相談してからのKの態度が変化したとすれば、外部相談窓口はKの主張だけで助言をしていないか疑問です。相談窓口としての役割は明確なのか。外部相談窓口は状況を悪化させる場合もあります。負担を軽減するために窓口を複数人にするなどして工夫し、ハラスメント問題はできるだけ病院内で対応すべきでしょう。

6 実録・医療機関のハラスメント(5)
◇能力の劣るスタッフは怒るよりも人事評価で

【事案】

職　場：急性期病院
被害者：看護師。転職してきたばかり
行為者：病棟師長

感情ではなく、ロジカルに説明し、自覚を促す

◆相談内容

　病院では医療廃棄物の分別を正しく理解し、適正分別して処理することが求められる。特に感染性廃棄物の排出・分別については、医療従事者に加えて、患者、訪問者等も含めた対応が必要とされる。看護の現場では医療廃棄物の分別はけっこう大変なようで、間違えることがあるというが……。

▶病院に中途採用され、入職したばかりの看護師Yは、医療廃棄物の分別処理を2回続けて間違えた。
▶これに対して病棟師長が朝礼で、「みんなこれどう思う？」と間違えて廃棄された物を示してスタッフに確認した。師長はYに対して、「Yさんはどう思うの？」と、わざわざYを指名し、医療廃棄物の分別に関する問題を出してその場で答えさせた（分別を間違えたのがYであることはあえて言わず）。
▶この出来事についてYは「みんなの前で吊るしあげられた」と感じ、看護部長に相談すると「あなたが悪いのよ」と一蹴された。
▶この一件もあって師長は、「あなたには1人でする仕事は任せられな

第6章　ハラスメント対応の実務〜パワハラ・セクハラ・マタハラ・カスハラ〜

い」、「夜勤にも入らなくていい」と突き放すようにYに言った。
▶これに対してYは師長に対して、「あなたが夜勤体制を決めるんじゃないでしょ」と口答えするように応答。
▶これに怒った師長は物を投げつけて「帰りなさい」と、Yは職場から帰された。

◆対処方法

　この病院には相談窓口はありましたが、Yは転職したばかりで窓口があることを知らなかったため、労働局に相談したものです。労働相談でYにヒアリングすると次のようなことがわかりました。

　　＊病院に相談窓口はあったが周知されていなかった
　　＊師長はY以外にスタッフに怒ったりすることはほとんどない
　　＊自分が廃棄物の分別を間違わなければ怒られることはなかったとY
　　　も自覚している

　Yの主張することが事実であれば、師長の指導方法として、朝礼でスタッフの前でYを問いただしたこと、物を投げつけた行為、「帰りなさい」と職場から帰させた行為そのものはパワハラと捉えられても仕方がありません。師長に対して指導法の改善を求めます。ただ、医療廃棄物の分別という注意を要する行為を2度も間違えたこと、それも新人ではなく経験者であることも師長の怒りを買ったものだと思われます。
　本件は、労働局の相談対応者がYに対して「ミスを無くすようにしてくださいね」と諭し、病院側に連絡することなく電話相談のみで修了しました。能力不足や適格性に欠けるスタッフの解雇や退職勧奨は必要なプロセスがあって簡単ではありません。根気強い指導で改善を促すだけでなく、人事評価に基づいて配置転換や賃下げを実施するなど、人事的な対応をとることです。

7 実録・医療機関のハラスメント(6)
◇患者・家族からの頂き物がパワハラ問題に？

【事案】

> 職　　場：介護施設・病院
> 相談者：看護師ほか
> 行為者：職場の同僚ほか

パワハラの定義「人間関係からの切り離し」にあたるが…

◆相談内容

　病院や介護施設では、患者や家族から菓子折りなどの差し入れや贈り物を頂くことが日常的にある。患者からのお礼の品物を受け取らないことをルール化している施設も多いが、頂き物は職員みんなに配って……。最近、こうした頂き物がパワハラ問題にまで発展している事案。

　「病院に勤務しているが、患者さんのご家族からもらうお菓子や、旅行先でのお土産を自分にだけ配られないのはパワハラではないか」

　最近、労働局に月に1回は相談があるという「自分にだけ配られない」問題。似たようなケースで、「コーヒーを自分にだけいれてくれない。これはパワハラでは」という相談もあるとのこと。労働者からだけでなく、病院の相談窓口の担当者（主に事務長）から「こんな事がパワハラに該当するのか」という相談もあるとのことだが……。

◆対処方法

　「なんだかなあ」という思い、「これも時代なんだ」という思い。
　そう感じた方も多いと思いますが、果たしてこうしたケースはパワハ

ラ問題として対応すべきことなのでしょうか。

　この手の相談のほとんどが介護施設や病院だといいますが、小さい人間関係のもつれ？　がパワハラの芽である可能性は否定できません。実際、相談者は１回や２回のことではなく、「ここ１年ほど自分にだけ配られていない」、施設に看護師が４人いて「自分だけハブられている」というケースが多いといいます。

　こうした行為がパワハラに該当するのかどうかは厚生労働省が定義する３つの要件・６つの行為類型（本章第１節）に当てはめて精査することです。６つの行為類型に当てはめると、「人間関係からの切り離し」（隔離・仲間外し・無視）に該当し、さらに「執拗に」、「繰り返し」というパワハラの要素も加味されます。そうしてパワハラの要素（芽）があると判断したら、本人と他の職員に事情聴取し、問題があれば改善すべきでしょう。

　ただ、本件の本質は、パワハラを施設が認めるかどうかではなく、患者・家族からの菓子折りの差し入れを受け取らないことをルール化するか、旅行のお土産などを職場で配る取り扱いをどうするかなど、自施設で整理することも重要でしょう。施設・病院として「何ら関知していない」ところが多いようですが、「職場でお菓子を配るのは一切禁止」としている施設も実際にあります。また、「お菓子を買える入居者と買えない入居者がいて差が出てしまう」こともあるため、入居者や患者、その家族からの菓子折り等の差し入れを一切受け取らないことをルール化することも必要でしょう。

8 2025法制化されるカスタマーハラスメントへの対応

Q 病院や介護施設では患者や利用者、その家族からのクレームなどパワハラとも思える行為への対応に苦慮しています。新人看護師が患者の暴言により入職3日で辞めてしまうことも珍しくありません。来年にはカスタマーハラスメントに関する法律ができると聞きますが、どのようなことが法制化されるのでしょうか。

A 社内の相談体制の整備、対応マニュアルの作成の義務化など

　顧客が理不尽な要求をする「カスタマーハラスメント」（以下、カスハラ）を巡り、厚生労働省において従業員を保護する対策を企業に義務付けることが検討され、労働施策総合推進法改正案を2025年の通常国会にも提出する方向です。具体策として、従業員から相談を受ける社内体制の整備、対応マニュアルの作成、教育・研修の実施などが検討されています。

　カスハラは近年、小売業やサービス業を中心に社会問題化しており、被害から守るため、従業員の名札や公共交通機関の運転者の氏名表示をやめる動きが広がっています。日本社会特有の「顧客第一主義」が背景にあることが指摘されています。

　厚生労働省が実施した「令和2年度職場のハラスメントに関する実態調査」によると、過去3年間に各ハラスメントの相談があった企業のうち、カスタマーハラスメント（顧客等からの著しい迷惑行為）に該当する事案があったとする企業の割合が92.7％と最も高いことがわかりました。顧客等からのクレームの中には、過剰な要求を行ったり、商品やサー

ビスに不当な言いがかりをつけるものもあります、こうした不当・悪質なクレームに対して従業員を守る対応が求められます。

医療機関におけるペイシェントハラスメント
　医療・介護業界においても患者、利用者、その家族からのハラスメントは深刻です。100床以上の医療機関を対象にした2019年度の調査結果では、患者やその家族から職員が身体的暴力、精神的暴力、セクシュアルハラスメントを受けた施設は全体の85.5％に及びます。特に看護師に対する精神的な暴力が多いというデータもあり、メンタルヘルスの不調を訴えるなど、後遺症に悩まされる看護師も大勢います。新人看護師が患者の暴言により入職してすぐ退職するケースも珍しくはありません。

　要因として考えられる医院側の問題としては、病院は待ち時間やさまざまな手続きが発生します。そうした患者側が不満と感じる部分に、医院側の説明不足や対応の不手際などが重なり、ペイシェントハラスメントにつながってしまうケースも少なくありません。

　他方、患者側の問題としては、認知症や精神障害などの疾患を要因とするペイハラのほかに、医療機関に対する過度なサービスへの期待や理解不足などが要因となって引き起こされることがあります。ただ、患者からのセクハラ対応が難しく、認知症やせん妄患者の場合のセクハラ対応は難しい面があり、BPSDによる暴言、暴力、性的行動はハラスメントではないため、ハラスメント対策の取組ではなく、認知症ケアによって対応する必要があると言われています。対策として、「介護現場におけるハラスメント対策マニュアル」（令和4年3月改訂　株式会社三菱総合研究所）なども参考になるでしょう。

◆ハラスメント対応として施設が取り組むべきこと
①ハラスメントに対する施設としての基本方針の決定・周知
　基本方針を職員と共有し、誰に相談しても同じ対応ができるように施設内での意識を統一する。

> **カスタマーハラスメント対策への基本方針（例）**
>
> 　当院は、患者様・ご家族に対して真摯に対応し、信頼や期待に応えることで、より高い満足を提供することを心掛けます。
> 　一方で、患者様・ご家族からの常識の範囲を超えた要求や言動の中には、職員の人格を否定する言動、暴力、セクシュアルハラスメント等の職員の尊厳を傷つけるものもあり、これらの行為は、職場環境の悪化を招く、ゆゆしき問題です。
> 　わたしたちは、職員の人権を尊重するため、これらの要求や言動に対しては、患者様・ご家族に対し、誠意をもって対応しつつも、毅然とした態度で対応します。
> 　もし、患者様・ご家族からこれらの行為を受けた際は、職員が上長等に報告・相談することを奨励しており、相談があった際には組織的に対応します。

②マニュアル等の作成・共有

　ハラスメントを未然に防止するための対応マニュアルの作成・共有、発生したハラスメントの対処方法等のルールの作成・共有する。

③相談しやすい職場環境づくり、相談窓口の設置

・トラブルやリスクを職員が一人で抱え込むことなく、職員の相談を受け付けるフローを明確にする。
・相談しやすい職場環境づくりのために、職場の風通しを良くするための取組を行うとともに、相談しやすい場を定期的に設ける。

◆医療・介護現場のカスタマーハラスメントの考え方

①組織的・総合的にハラスメント対策を行う

　カスタマーハラスメントは医療・介護現場における職員への権利侵害と認識する。

②ハラスメントは初期対応が最重要

　不適切な初期対応を行った結果、さらなるハラスメントを誘発する。
　（クレームの木は病院・施設が育てている）

③ハラスメントが起こった要因を分析
できるだけ正確な事実確認を行い、要因を分析し、ケースに沿った対策を立てる。
④問題を施設で共有し、一人で抱え込まないようにする
ハラスメントを受けた職員、問題に気付いた職員、相談を受けた管理職等が一人で抱え込まないようにする。
⑤施設・事業所ですべてを抱え込まない
自施設で対応できることには限界がある。地域の他団体・機関とも必要に応じて連携する。

◆患者・利用者から暴言、嫌がらせを受けたときの対応
①ハラスメントを受けたら
・ハラスメントを受けたと感じたら、すぐに管理者等に伝え、事業所全体で共有する。
・ハラスメントの疑いのある言動が最初に発生した時点で適切に対応する。
②入浴介助、トイレ介助の場面
・患者・利用者と1対1にならないように入浴介助のシフトから外れる。
・同性介助を基本とし、やむを得ず異性介助になる場合は経験豊富な職員を配置する。
③事故など問題が発生したら
・管理者やケアマネなど責任ある立場の者からすぐに家族へ報告する。
・クレームになる前に小さなことでも家族に報告する。
・相手の特性によっては、電話ではなく、顔を合わせて対応する。
④苦情を受けた時の対応
・苦情対応の担当者と介護の担当者は区別することが望ましい
・介護の担当者が苦情を受けた場合は、速やかに苦情対応の担当者または管理者等の上長に対応を任せる。

図表37　カスタマーハラスメント対策チェックシート（抜粋）
◆企業のチェックシート
①事業主の基本方針・基本姿勢の明確化、従業員への周知・啓発
□組織のトップが、カスタマーハラスメント対策への取組の基本方針・基本姿勢を示しているか。
②実態の把握
□顧客等からのハラスメント発生状況の実態について、把握しているか。
□顧客等からのハラスメントについて、従業員が企業に求める対応、取組について、把握しているか。
③必要な体制の整備、対応マニュアル等の作成
□顧客等からのハラスメントについて、対応策の検討を行う部署・委員会はあるか。
□どのような行為を顧客等からのハラスメントとして整理するのか、その基準を示し、従業員に周知・啓発、教育を行っているか。
□顧客等からのハラスメント対応マニュアルを作成しているか。
□顧客等からのハラスメント対応マニュアルに沿った従業員の教育訓練を行っているか。
□事案発生時の社内報告・連絡・相談システムが確立され、周知しているか。
④相談体制の整備
□相談窓口の設置、相談対応者・担当部署を明示し、周知しているか。
□相談対応者が相談対応における留意点等を記載したマニュアルを作成しているか。
□被害にあった従業員に対するメンタルケアの体制は整っているか。
⑤顧客等からのハラスメントが生じた場合の対応
□顧客等からのハラスメントを停止させる措置を講じたか。
□事案に係る事実関係について、従業員、顧客等から迅速かつ正確に確認したか。
□同様の問題が発生することを防ぐ再発防止策を講じたか。
⑥プライバシーの保護、不利益取扱いの禁止
□相談者等のプライバシーを守るための必要な措置を講じ、従業員に周知しているか。
□相談したことを理由とする解雇その他の不利益取扱いをされない旨を定め、従業員に周知しているか。
⑦その他環境面に関すること
□顧客等からのハラスメントの予兆となるような情報、雰囲気を日頃から把握しているか。
□従業員の接客は適切か、接客についての必要な教育訓練を行っているか。

※「カスタマーハラスメント対策企業マニュアル」（厚生労働省）より

◆筆者紹介

坂上　和芳（さかうえ・かずよし）

医療労務コンサルタント・社会保険労務士

　1965年新潟県生まれ。出版社で編集者を約20年務めた後、2012年、さかうえ社会保険労務士事務所開業。千葉県内外の医療機関や介護施設、出版社などを顧問先とする。2012年5月から千葉労働局非常勤コンサルタント（現任）、千葉県看護協会労働環境改善委員、医療機関勤務環境評価センター労務管理サーベイヤー（現任）などを歴任。医療機関や各県看護協会、大学・看護学校などでの講演実績多数。

　著書に、『Q＆Aでわかる看護管理者の労務マネジメント』（経営書院）がある。

さかうえ社会保険労務士事務所（千葉県船橋市）
https://sakaue-support.com/

改訂版　病院の労務管理Q＆A

2025年2月20日　第1版第1刷発行

著　者　坂　上　和　芳
発行者　平　　盛　之

発行所　㈱産労総合研究所

出版部　経 営 書 院

〒100-0014
東京都千代田区永田町1-11-1　三宅坂ビル
電話 03(5860)9799　https://www.e-sanro.net

印刷・製本　勝美印刷

本書の一部または全部を著作権法で定める範囲を超えて、無断で複製、転載、デジタル化、配信、インターネット上への掲出等をすることは禁じられています。本書を第三者に依頼してコピー、スキャン、デジタル化することは、私的利用であっても一切認められておりません。

落丁・乱丁本はお取替えいたします。

ISBN 978-4-86326-389-5 C3047